临床常见药物应用

LINCHUANG CHANGJIAN YAOWU YINGYONG

主编 刘明祥 孙红娟 刘 磊 韩 燕

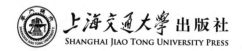

上海交通大学出版社
SHANGHAI JIAO TONG UNIVERSITY PRESS

内容提要

本书共9章，主要对临床常用药物的药理作用、临床应用等加以阐述。在编写过程中汲取了医药科技领域中关于药物治疗的新观点、新概念和新方法，采纳国内外公认的疾病治疗原则，结合临床药理学的基本理论和临床实际，介绍临床药物治疗的理论、观点和方法。全书内容紧贴临床工作实际，注重系统性、实践性的有机结合，既能体现现代临床经验，又能满足药学临床工作者的需求，可作为临床药师、医师的参考书籍。

图书在版编目（CIP）数据

临床常见药物应用 / 刘明祥等主编. --上海 ： 上海交通大学出版社，2023.10
ISBN 978-7-313-27823-4

Ⅰ．①临… Ⅱ．①刘… Ⅲ．①临床药学 Ⅳ．①R97

中国版本图书馆CIP数据核字（2022）第204074号

临床常见药物应用
LINCHUANG CHANGJIAN YAOWU YINGYONG

主　　编：刘明祥　孙红娟　刘　磊　韩　燕

出版发行：上海交通大学出版社　　　　　　　　地　　址：上海市番禺路951号

邮政编码：200030　　　　　　　　　　　　　　电　　话：021-64071208

印　　制：广东虎彩云印刷有限公司

开　　本：710mm×1000mm 1/16　　　　　　　经　　销：全国新华书店

字　　数：239千字　　　　　　　　　　　　　印　　张：13.75

版　　次：2023年10月第1版　　　　　　　　　插　　页：2

书　　号：ISBN 978-7-313-27823-4　　　　　　印　　次：2023年10月第1次印刷

定　　价：158.00元

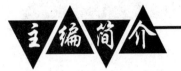

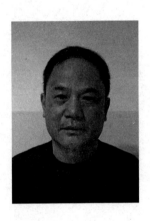

◎ **刘明祥**

　　毕业于山东大学药学专业，现担任山东省寿光市人民医院药学部副主任，兼任潍坊医学院兼职讲师、山东省研究型医院协会专业委员会委员、潍坊市中西医结合学会医院药学专业委员会委员、中国执业药师协会会员、山东省专家库成员。擅长合理用药的研究。发表论文6篇，出版著作2部。

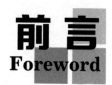

前言
Foreword

药物治疗学是主要研究药物预防、治疗疾病的理论和方法的一门科学,是临床药师实施药学服务、参与临床药物治疗活动的理论基础。随着临床药学研究的深入,合理用药的问题越来越引起人们的关注。药品对预防和治疗疾病起着重要的作用,但由于药品的滥用或不合理用药给人们造成的危害也是不容忽视的。临床资料表明,药物滥用或误用的现象仍普遍存在,不但增加了患者的经济负担,而且延误治疗,甚至造成严重的后果。为了提高临床用药水平,保证患者用药安全有效,我们组织了一批从事药学工作的药剂师和临床医师共同编写了这本《临床常见药物应用》。

本书共9章,主要对临床常用药物的药理作用、临床应用等加以阐述。在编写过程中注意汲取医药科技领域中关于药物治疗的新观点、新概念和新方法,力求采纳国内外公认的疾病治疗指导原则,结合临床药理学等学科的基本理论和临床实际,介绍临床药物治疗的理论、观点和方法。全书内容紧贴临床工作实践,注重系统性、实践性的有机结合,既能体现现代临床经验,又能满足其他临床工作者的需求,可作为临床药师、医师的参考书籍。

本书的编写目的是为了使临床医务工作者重视药物的合理应用,了解常见药物的基本知识,重视用药安全,从而做到合理用药。但由于编者水平所限,书中存在的不尽如人意甚至错误之处,欢迎广大读者批评指正。

《临床常见药物应用》编委会
2022 年 12 月

目录
Contents

第一章　神经科常用药 …………………………………………………… (1)

第一节　镇痛药 ……………………………………………………… (1)

第二节　镇静药、催眠药和抗惊厥药 …………………………… (4)

第三节　抗帕金森病药 ……………………………………………… (9)

第四节　抗癫痫药 …………………………………………………… (13)

第二章　心血管科常用药 ……………………………………………… (21)

第一节　抗凝药 ……………………………………………………… (21)

第二节　溶栓药 ……………………………………………………… (23)

第三节　硝酸酯类药 ………………………………………………… (26)

第四节　钙离子通道阻滞剂 ……………………………………… (36)

第三章　呼吸科常用药 ………………………………………………… (45)

第一节　镇咳、祛痰药 …………………………………………… (45)

第二节　平喘药 ……………………………………………………… (64)

第四章　消化科常用药 ………………………………………………… (99)

第一节　促胃肠动力药 ……………………………………………… (99)

第二节　泻药及止泻药 …………………………………………… (107)

第三节　止吐及催吐药 …………………………………………… (114)

第五章　泌尿科常用药 ………………………………………………… (120)

第一节　利尿药 …………………………………………………… (120)

第二节　脱水药 …………………………………………………… (125)

第六章　内分泌科常用药 ……………………………………………………（129）

　　第一节　肾上腺皮质激素类药 ……………………………………（129）

　　第二节　甲状腺激素及抗甲状腺药 ………………………………（139）

　　第三节　胰岛素及口服降血糖药 …………………………………（147）

第七章　血液科常用药 …………………………………………………（159）

　　第一节　抗贫血药 …………………………………………………（159）

　　第二节　抗血小板药 ………………………………………………（165）

　　第三节　血浆及血容量扩充药 ……………………………………（169）

　　第四节　促进白细胞增生药 ………………………………………（170）

第八章　风湿免疫科常用药 ……………………………………………（173）

　　第一节　免疫抑制药 ………………………………………………（173）

　　第二节　免疫增强药 ………………………………………………（177）

　　第三节　抗变态反应药 ……………………………………………（180）

第九章　皮肤科常用药 …………………………………………………（191）

　　第一节　外用糖皮质激素类药 ……………………………………（191）

　　第二节　皮肤清洁药和消毒防腐药 ………………………………（194）

　　第三节　皮炎、湿疹用药 …………………………………………（199）

　　第四节　银屑病用药 ………………………………………………（204）

参考文献 …………………………………………………………………（214）

第一章

神经科常用药

第一节 镇 痛 药

镇痛药是一类作用于中枢神经系统,选择性地消除或缓解疼痛的药物、本类药物镇痛作用强,反复应用易产生依赖性和成瘾性,造成用药者精神变态而出现药物滥用及停药戒断症状。因此,本类药物又称为麻醉性镇痛药,临床上常用的麻醉性镇痛药包括阿片生物碱类镇痛药和人工合成镇痛药。

一、阿片生物碱类镇痛药

吗啡是阿片中的主要生物碱,通过激活体内的阿片受体而发挥作用。

(一)中枢神经系统作用

1.镇痛镇静

吗啡有强大的选择性镇痛作用,对各种疼痛均有效,对持续性、慢性钝痛的作用大于间断性锐痛。具有明显的镇静作用,消除由疼痛引起的焦虑、紧张、恐惧等情绪,在安静的环境中易入睡,并可产生欣快感。

2.抑制呼吸

治疗量的吗啡能抑制呼吸中枢,急性中毒时呼吸频率可减慢至 3～4 次/分。

3.镇咳作用

有强大的镇咳作用,对多种原因引起的咳嗽有效。常被可待因代替。

4.其他作用

缩瞳作用,中毒时瞳孔缩小如针尖。还可引起恶心、呕吐。

— 1 —

(二)兴奋平滑肌

1.胃肠道

本药能提高胃肠道平滑肌和括约肌张力,肠蠕动减慢,可引起便秘。

2.胆管

本药能使胆管括约肌张力提高,胆汁排出受阻,胆囊内压力增高。

3.其他

本药能使膀胱括约肌张力提高,致排尿困难、尿潴留;能使支气管平滑肌张力提高,诱发哮喘。

(三)心血管系统作用

吗啡可扩张血管平滑肌,引起直立性低血压;抑制呼吸,二氧化碳潴留,脑血管扩张,引起颅内压升高。

(四)用途

1.镇痛

由于成瘾性大,仅用于其他镇痛药无效的急性锐痛如严重创伤、烧伤等。心肌梗死引起的剧痛,血压正常情况下可用吗啡止痛。

2.心源性哮喘

左心衰竭突发性的急性肺水肿而引起的呼吸困难(心源性哮喘),除应用强心苷、氨茶碱及吸氧外,静脉注射吗啡可产生良好效果。作用机制可能是:①吗啡扩张外周血管,降低外周阻力,心脏负荷降低,有利于肺水肿消除,②其镇痛作用消除患者的焦虑、恐惧情绪。③降低呼吸中枢对二氧化碳的敏感性,使呼吸由浅快变深慢。

(五)不良反应

1.不良反应

不良反应有恶心、呕吐、呼吸抑制、嗜睡、眩晕、便秘、排尿困难、胆绞痛等。

2.耐受性和成瘾性

连续多次给药而产生耐受性和成瘾性,可耐受正常量的 25 倍而不致中毒,成瘾后一旦停药即出现戒断症状,表现为兴奋、失眠、流泪、流涕、出汗,震颤、呕吐、腹泻,甚至虚脱、意识丧失等。成瘾者为获得使用吗啡后的欣快感及避免停药后戒断症状的痛苦,常不择手段去获得吗啡,对社会造成极大的危害。

3.急性中毒

用量过大可引起急性中毒,表现为昏迷,瞳孔极度缩小如针尖、呼吸抑制、血压下降、尿量减小、体温下降。可因呼吸麻痹而死亡。抢救可采用人工呼吸、吸氧、注射吗啡拮抗剂纳洛酮等措施,必要时给予中枢兴奋药尼可刹米。

(六)用药注意事项

(1)本品属麻醉药品,必须严格按照《麻醉药品管理条例》进行管理和使用。

(2)胆绞痛、肾绞痛时需与阿托品合用,单用本品反而加剧疼痛。

(3)疼痛原因未明前慎用,以防掩盖症状,贻误诊治。

(4)禁忌证为支气管哮喘、肺心病、颅脑损伤、颅内高压、昏迷、严重肝功能不全患者、临产妇和哺乳期妇女等。

二、人工合成镇痛药

哌替啶又名度冷丁。

(一)作用

1.镇痛镇静

镇痛作用为吗啡的 1/10,起效快持续时间短。镇静作用明显,可消除患者紧张、焦虑、烦躁不安等疼痛引起的情绪反应,易入睡。

2.抑制呼吸

抑制呼吸中枢,但作用弱,持续时间短。

3.兴奋平滑肌

提高胃肠道平滑肌及括约肌张力,减少推进性肠蠕动,但作用时间短,不引起便秘,也无止泻作用;兴奋胆管括约肌,甚至引起痉挛,胆管内压力增高;治疗量对支气管平滑肌无影响,大剂量引起收缩;对妊娠收缩无影响,不对抗催产素兴奋子宫的作用,用于分娩止痛不影响产程。

4.扩张血管

能扩张血管引起直立性低血压。由于呼吸抑制,使体内二氧化碳蓄积,致脑血管扩张,颅内压升高。

(二)用途

1.镇痛

哌替啶对各种疼痛有效,用于各种剧痛。

2.心源性哮喘

哌替啶可替代吗啡治疗心源性哮喘。

3.人工冬眠

哌替啶与氯丙嗪、异丙嗪组成冬眠合剂,用于人工冬眠疗法。

4.麻醉前给药

麻醉前给药可消除患者的术前紧张和恐惧感,减少麻醉药用量。

(三)不良反应和用药注意事项

(1)不良反应有眩晕、恶心、呕吐、出汗、心悸、直立性低血压等,大剂量可抑制呼吸。成瘾性久用可产生成瘾性,较吗啡弱,仍需控制使用。

(2)剂量过大可引起呼吸抑制、震颤、肌肉痉挛、反射亢进甚至惊厥等中毒症状,解救时可配合使用抗惊厥药。

(3)胆绞痛、肾绞痛者需与阿托品等解痉药合用。

(4)新生儿对哌替啶抑制呼吸中枢作用极为敏感,故产前2~4小时内不宜使用。

(5)禁忌证与吗啡相同。

第二节　镇静药、催眠药和抗惊厥药

一、巴比妥类

(一)苯巴比妥(Phenobarbital)

1.剂型规格

(1)片剂:每片15 mg;30 mg;100 mg。

(2)注射剂:每支0.1 g。

2.作用、用途

本品属长效催眠药,具有镇静、催眠、抗惊厥、抗癫痫作用。与解热镇痛药合用可增加其镇痛作用,还用于麻醉前给药,也用于治疗新生儿高胆红素血症。常用本品钠盐。

3.用法、用量

(1)口服:镇静、抗癫痫,每次0.015~0.03 g,每天3次。催眠,睡前服0.03~0.09 g。

(2)肌内注射(钠盐):抗惊厥,每次0.1~0.2 g,必要时4~6小时后重复1次,极量0.2~0.5 g。麻醉前给药,术前0.5~1小时,肌内注射0.1~0.2 g。

4.注意事项

不良反应可见头晕、嗜睡等,久用可产生耐受性及成瘾性,多次连用应警惕蓄积中毒。少数患者可发生变态反应。用于抗癫痫时不可突然停药,以免引起癫痫发作。肝肾功能不良者慎用。密闭避光保存。

(二)异戊巴比妥(Amobarbital)

1.剂型规格

片剂:每片 0.1 g。胶囊剂:每粒 1 g。注射剂:每支 0.1 g;0.25 g;0.5 g。

2.作用、用途

本品为中效巴比妥类催眠药,作用快而持续短。临床主要用于镇静、催眠、抗惊厥,也可用于麻醉前给药。

3.用法、用量

(1)口服:催眠,于睡前半小时服 0.1～0.2 g。镇静,每次 0.02～0.04 g。极量:每次 0.2 g,每天 0.6 g。

(2)静脉注射或肌内注射(钠盐):抗惊厥,每次 0.3～0.5 g。极量:每次 0.25 g,每天 0.5 g。

4.注意事项

肝功能严重减退者禁用。本品久用可产生耐受性、依赖性。老年人或体弱者使用本品可能产生兴奋、精神错乱或抑郁,注意减少剂量。注射速度过快易出现呼吸抑制及血压下降,应缓慢注射,每分钟不超过 100 mg,小儿不超过 60 mg/m²,并严密监测呼吸、脉搏、血压,有异常应立即停药。不良反应有头晕、困倦、嗜睡等。

(三)司可巴比妥(Secobarbital)

1.剂型规格

胶囊剂:每粒 0.1 g。注射剂:50 mg;100 mg。

2.作用、用途

本品为短效巴比妥类催眠药,作用快,持续时间短(2～4 小时),适用于入睡难的失眠者,也可用于抗惊厥。

3.用法、用量

成人用法如下。①口服:催眠,每次 0.1 g;极量:每次 0.3 g。镇静,每次30～50 mg,每天 3～4 次。麻醉前给药,每次 0.2～0.3 g,术前 1～2 小时服用。②肌内注射:催眠,0.1～0.2 g。③静脉注射:催眠,每次 50～250 mg。镇静,每次

— 5 —

1.1～2.2 mg/kg。抗惊厥,每次 5.5 mg/kg,需要时每隔 3～4 小时重复注射,静脉注射速度不能超过 50 mg/15 s。

4.注意事项

严重肝功能不全者禁用。老年人及体弱者酌情减量。久用本品易产生耐受性、依赖性。

二、其他催眠药

(一)格鲁米特(Glutethimide)

1.剂型规格

片剂:每片 0.25 g。

2.作用、用途

本品主要用于催眠,服后 30 分钟可入睡,持续 4～8 小时。对于夜间易醒和焦虑、烦躁引起的失眠效果较好,可代替巴比妥类药物,或与巴比妥类药物交替使用,可缩短快波睡眠时相(REM),久用之后停药能引起反跳,故不宜久用。还可用于麻醉前给药。

3.用法、用量

口服:①催眠,每次 0.25～0.5 g。②镇静,每次 0.25 g,每天 3 次。③麻醉前给药,前一晚服 0.5 g,麻醉前 1 小时再服 0.5～1 g。

4.注意事项

有时出现恶心、头痛、皮疹等。久用能致依赖性和成瘾性。

(二)水合氯醛(Chloral Hydrate)

1.剂型规格

溶液剂:10%溶液 10 mL。水合氯醛合剂:由水合氯醛 65 g,溴化钠 65 g,琼脂糖浆 500 mL,淀粉 20 g,枸橼酸 0.25 g,浓薄荷水 0.5 mL,蒸馏水适量共配成 1 000 mL。

2.作用、用途

本品具有催眠、镇静、抗惊厥作用。多用于神经性失眠、伴有显著兴奋的精神病及破伤风痉挛、士的宁中毒等。临床主要用于催眠,特别是顽固性失眠及其他药物无效时。

3.用法、用量

口服:临睡前 1 次口服 10%溶液 10 mL。以水稀释 1～2 倍后服用或服其合剂(掩盖其不良臭味和减少刺激性)。灌肠:抗惊厥,将 10%溶液 15～20 mL 稀释 1～2 倍后一次灌入。

4.注意事项

胃炎、消化性溃疡患者禁用,严重肝、肾、心脏病患者禁用。本品致死量在 10 g 左右,口服 4～5 g 可引起急性中毒,可见到针尖样瞳孔,其他症状类似巴比妥类药物中毒。长期应用可产生依赖性和成瘾性,突然停药可出现谵妄、震颤等戒断症状。本品刺激性较大,易引起恶心,呕吐。偶见过敏,如红斑、荨麻疹、湿疹样皮炎等,偶会发生白细胞数量减少。

(三)咪达唑仑(Midazolam)

1.剂型规格

片剂:每片 15 mg。注射剂:每支 5 mg(1 mL),15 mg(3 mL)。

2.作用、用途

本品具有迅速镇静和催眠的作用,还具有抗焦虑、抗惊厥和肌松作用。适用于各种失眠症,特别适用于入睡困难及早醒,亦可作为术前及诊断时的诱眠用药。

3.用法、用量

(1)成人。

口服:①失眠症,每晚睡前 7.5～15 mg。从低剂量开始,治疗时间为数日至 2 周。②麻醉前给药,每次 7.5～15 mg,麻醉诱导前 2 小时服。③镇静、抗惊厥,每次 7.5～15 mg。

肌内注射:术前用药,一般为 10～15 mg(0.1～0.15 mg/kg),术前 20～30 分钟给药。可单用,也可与镇痛药合用。

静脉给药:①全麻诱导,0.1～0.25 mg/kg,静脉注射。②全麻维持,分次静脉注射,剂量和给药间隔时间取决于患者当时的需要。③局部麻醉或椎管内麻醉辅助用药,0.03～0.04 mg/kg,分次静脉注射。④ICU患者镇静,先静脉注射 2～3 mg,再以 0.05 mg/(kg·h)静脉滴注维持。

(2)老年人:推荐剂量为每天 7.5 mg,每天 1 次。

(3)儿童:肌内注射,术前给药,为 0.15～0.2 mg/kg,麻醉诱导前 30 分钟给药。

4.注意事项

精神病和严重抑郁症中的失眠症患者禁用;器质性脑损伤、严重呼吸功能不全者慎用;长期持续大剂量应用易引起成瘾性;极少有遗忘现象。

(四)溴替唑仑(Brotizolam)

1.剂型规格

片剂:每片 0.25 mg。

2.作用、用途

本品为短效苯二氮䓬类镇静催眠药,具有催眠、镇静、抗惊厥、肌肉松弛等作用。临床用于治疗失眠症。还可用于术前催眠。口服吸收迅速而完全,血药浓度达峰时间为 0.5～2 小时。经肝脏代谢,大部分经肾由尿排出,其余随粪便排出,半衰期为 3.6～7.9 小时。

3.用法、用量

口服:①失眠症,推荐剂量为每次 0.25 g,睡前服。②术前催眠,每次 0.5 mg。③用于失眠症,老年人推荐剂量为每次 0.125 mg,睡前服。④用于长时间飞行后调整时差,每次 0.25 mg。⑤用于倒班工作后改善睡眠,每次 0.125 mg。

4.注意事项

精神病(如抑郁症)患者、急性呼吸功能不全者、重症肌无力患者、急性闭角型青光眼患者、孕妇、哺乳期妇女、18 岁以下患者禁用。肝硬化患者慎用。可产生药物耐受性或短暂性遗忘。本品可使高血压患者血压下降,使用时应注意。用药期间不宜驾驶车辆或操作机器。

(五)佐匹克隆(Zopiclone)

1.剂型规格

片剂:每片 7.5 mg。

2.作用、用途

本品为环吡咯酮类催眠药,具有很强的催眠和抗焦虑作用,并有肌松和抗惊厥作用。其作用迅速,能缩短入睡时间,延长睡眠时间,减少夜间觉醒和早醒次数。临床主要用于失眠症及麻醉前给药。

3.用法、用量

口服:每次 7.5 mg,临睡前服,连服 21 天。肝功能不全者、年龄超过 70 岁者每次 3.75 mg。手术前服7.5～10 mg。

4.注意事项

15 岁以下儿童、孕妇、哺乳期妇女、对本品过敏者禁用。肌无力,肝、肾功能、呼吸功能不全者慎用。驾驶员、高空作业人员、机械操作人员禁用。偶见嗜睡、口苦等,少数可出现便秘、倦怠、头晕等。

第三节　抗帕金森病药

帕金森病又称震颤麻痹,是锥体外系功能紊乱引起的中枢神经系统疾病,其主要临床表现为静止性震颤、肌强直、运动迟缓及姿势步态异常等。多见于中老年人,65 岁以上人群患病率为 1 000/10 万。黑质中的多巴胺能神经元上行纤维到达纹状体,其末梢释放多巴胺,为抑制性递质,对脊髓前角运动神经元起抑制作用;同时纹状体中存在有胆碱能神经元,其末梢释放乙酰胆碱,为兴奋性递质,对脊髓前角运动神经元起兴奋作用。生理状态下,多巴胺和乙酰胆碱两种神经相互制约,处于动态平衡状态,共同调节机体的运动功能。当中枢神经系统黑质多巴胺能神经元受损变性,引起黑质-纹状体通路中的多巴胺能神经功能减弱,纹状体多巴胺含量显著降低,造成胆碱能神经功能相对亢进,引起帕金森病(图 1-1)。

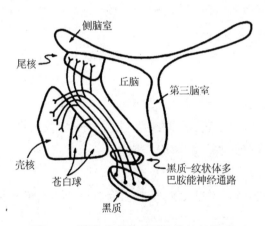

图 1-1　黑质-纹状体多巴胺能神经通路

抗帕金森病药分为中枢拟多巴胺药和中枢抗胆碱药两类。

一、中枢拟多巴胺药

(一)补充中枢递质药

其中以左旋多巴为主。

左旋多巴又称 L-多巴,为酪氨酸的羟化物。因多巴胺不能透过血-脑屏障,故选用其前韶体物质。

1.体内过程

口服在小肠迅速吸收,12 小时血药浓度达高峰,$t_{1/2}$ 为 13 小时,吸收后首次通过肝脏大部分被脱羧转化为多巴胺,而多巴胺不易透过血-脑屏障。临床用药过程中,实际进入脑内的左旋多巴不足用量的 1%。如同时给予脱羧酶抑制剂(如卡比多巴),可减少在外周的脱羧,使进入脑组织的左旋多巴量明显增多,以减少用量,并降低外周的不良反应。维生素 B_6 是脱羧酶的辅基,可促进左旋多巴在外周脱羧,降低疗效。

2.作用和临床应用

(1)抗帕金森病:进入中枢的左旋多巴在脑内多巴脱羧酶的作用下,转化为多巴胺,直接补充纹状体内多巴胺递质的不足,从而增强多巴胺能神经的功能,缓解帕金森病症状。临床用于治疗各种类型帕金森病。

其作用特点是:①对轻症、年轻和治疗初期的患者疗效好,而对重症、年老体弱的患者疗效差。②显效慢,用药后 2~3 周才能改善症状,1~6 个月才能获得稳定疗效。③用药早期效果好,随着治疗时间的延长,疗效逐渐下降。④服药后,先改善肌强直及运动障碍,后缓解肌震颤,但对后者作用差。⑤对氯丙嗪等抗精神病药引起的帕金森病无效。

(2)改善肝昏迷:肝功能衰竭时,体内芳香氨基酸的代谢产物苯乙胺与酪胺难以迅速被氧化解毒,进入脑内后代谢生成为胺类伪递质而干扰 NE 的正常作用,导致中枢神经信息传导障碍。左旋多巴为多巴胺和去甲肾上腺素的前体物质,用药后通过补充脑内多巴胺与去甲肾上腺素以恢复神经系统功能,从而使肝昏迷患者意识苏醒,但无改善肝功能作用。

3.不良反应和用药监护

不良反应主要是体内左旋多巴脱羧产物多巴胺引起的外周反应和部分中枢反应所致。

(1)胃肠道反应:治疗初期 80% 患者出现厌食、恶心、呕吐等,主要是左旋多巴在外周和中枢脱羧成多巴胺,分别直接刺激胃肠道和兴奋延髓。呕吐中药多潘立酮是消除恶心、呕吐的有效药。

(2)心血管反应:表现有直立性低血压、心律失常,尤其是老年患者易发生。与外周脱羧酶抑制剂合用可减轻。心脏病、心律失常患者禁用。

(3)长期用药反应:①长期用药可出现不自主的异常动作:表现为咬牙、吐舌、点头、舞蹈样动作等。②长期用药的患者出现"开-关"现象,即患者突然多动不安(开),而后又出现肌强直、运动不能(关),这两种现象可交替出现。一旦产生,则应减量或停用,7～10天再从小剂量开始服用。③出现精神错乱,有逼真的梦幻、幻想、幻视等,也可有抑郁等精神症状。

(二)脱羧酶抑制药

其中以卡比多巴和苄丝肼为主。

卡比多巴又名α-甲基多巴肼、洛得新。苄丝肼又名羟苄丝肼、色丝肼。

1.作用和临床应用

两药均是脱羧酶的抑制剂,具有较强的抑制外周脱羧酶活性,与左旋多巴合用可明显减少左旋多巴在外周的脱羧作用,使进入脑内的左旋多巴增加,提高治疗帕金森病的疗效。同时,配伍用药还可减少左旋多巴的用量,明显减少其外周不良反应。

左旋多巴的复方制剂帕金宁(左旋多巴与卡比多巴混合比为10∶1)、美多巴(左旋多巴与苄丝肼混合比为4∶1)是治疗帕金森病的首选药。

2.不良反应和用药监护

在治疗剂量时不良反应较少见。使用时注意剂量个体化,应逐渐增加剂量至患者的病情有显著改善而无明显不良反应为宜。

(三)多巴胺受体激动剂

其中以溴隐亭和培高利特为主。

溴隐亭又名溴麦角亭、溴麦亭,为半合成麦角生物碱。培高利特又名硫丙麦角林。

1.作用和临床应用

两药均能选择性激动黑质-纹状体通路的D_2受体,缓解帕金森病患者的肌肉强直和运动障碍,但对改善肌肉震颤疗效差。激动垂体部位的D_2受体,可抑制催乳素和生长激素分泌。

临床主要用于不能耐受左旋多巴治疗或用其他药物疗效不佳的帕金森病患者。其抑制催乳素及生长素的分泌,可用于退乳及治疗催乳素分泌过多症和肢端肥大症。

2.不良反应和用药监护

不良反应与左旋多巴相似,有恶心、呕吐、直立性低血压、运动困难和精神症状等,尤其精神症状多见。长期用药偶有肢端红痛和肺纤维化,一旦出现应立即停药。有精神病史者、心肌梗死患者禁用,末梢血管疾病、消化性溃疡患者慎用。

(四)促多巴胺释放药

其中以金刚烷胺为主。金刚烷胺又名金刚胺。

1.作用和临床应用

主要是通过促进帕金森病患者脑中黑质-纹状体内残余多巴胺能神经递质的释放,表现为多巴胺受体激动剂的作用,产生抗帕金森病效果。同时,也具有抑制激动多巴胺受体、较弱的中枢抗胆碱作用。对帕金森病的肌肉强的缓解作用较强,疗效虽不及左旋多巴,但优于抗胆碱药。与左旋多巴合用,能相互补充不足,产生协同作用。

临床主要用于不能耐受左旋多巴的患者。

2.不良反应和用药监护

常见有眩晕、嗜睡、言语不清、运动失调、恶心、呕吐、便秘、口干等。一日用量如超过 300 mg 或与抗胆碱药合用,不良反应明显增强,严重者可致精神错乱和惊厥。长期用药常见下肢网状青斑、踝部水肿等。有癫痫病史、心力衰竭、肾功能不全患者及孕妇禁用。

二、中枢抗胆碱药

其中以苯海索为主。苯海索又名安坦。

(一)作用和临床应用

通过选择性阻断中枢神经系统纹状体内胆碱受体,降低胆碱能神经功能,恢复胆碱能神经与多巴胺能神经的功能平衡,从而改善帕金森病患者的肌肉强直、运动障碍及肌震颤症状,疗效不及左旋多巴和金刚烷胺。其外周抗胆碱作用较弱,仅为阿托品的 $1/10 \sim 1/3$。

临床主要用于轻症或不能耐受左旋多巴的患者以及抗精神病药引起的帕金森综合征。也可用于脑炎或动脉硬化引起的帕金森病,可有效改善流涎、震颤等症状。

(二)不良反应和用药监护

有类似阿托品样不良反应,表现为口干、便秘、尿潴留、瞳孔散大、视力模糊等。前列腺肥大、幽门梗阻、青光眼患者禁用。

(三)制剂和用法

1.左旋多巴

片剂 50 mg。口服,抗帕金森病,开始每次 0.1～0.25 g,1 天 2～4 次,每隔

2～4 天递增 0.25～0.75 g,直至疗效显著而不良反应不明显为止。一般有效量为 1 天 2～5 g,最大日用量不超过 8 g。与外周多巴脱羧酶抑制剂同用,每天 0.6 g,最大日用量不超过 2 g。治疗肝昏迷,每次 0.5～1 g,口服或鼻饲,1 天 2～4 次或 5 g,保留灌肠;或每次 0.2～0.6 g 加入 5％葡萄糖注射液 500 mL 内,缓慢滴入,清醒后减量至 1 天 0.2 g。

2.复方卡比多巴

片剂,开始治疗时以小剂量为妥,1 天 3 次。间隔 2～3 天,增加 0.5～1 片,每天剂量卡比多巴不超过 75 mg,左旋多巴不超过 750 mg。

3.美多巴

片剂,开始服用时,本品 25 mg,左旋多巴 100 mg,1 天 3 次。每天剂量美多巴不超过 250 mg,左旋多巴不超过 1 000 mg。

4.溴隐亭

片剂,2.5 mg。口服,开始每次 1.25 mg,1 天 2 次,在 2～4 周内每天增加 2.5 mg,渐增至 1 天 20 mg,以找到最佳疗效的最小剂量。

5.金刚烷胺

片剂或胶囊剂,100 mg。口服,每次 100 mg,1 天 2 次,早晚各 1 次。极量为一次 400 mg。

6.盐酸苯海索

片剂,2 mg。口服,抗帕金森病,开始每次 1～2 mg,1 天 3 次,逐渐递增,1 天不超过 20 mg。抗精神病药引起的帕金森综合征,开始 1 天 1 mg,逐渐递增至 1 天 5～10 mg,1 天 3 次。

第四节 抗 癫 痫 药

癫痫是一种由各种原因引起的脑灰质的偶然、突发、过度、快速和局限性放电而导致的神经系统临床综合征,尽管近年来手术方法对难治性癫痫的治疗取得了很大进展,但 80％的癫痫患者仍然可通过抗癫痫药物获得满意疗效。随着人们对抗癫痫药物的体内代谢和药理学参数的深入研究,临床医师能更加有效地使用抗癫痫药物,使抗癫痫治疗的效益和风险比达到最佳水平。

根据化学结构可将抗癫痫药物分为以下几类。①乙内酰脲类:苯妥英、美芬妥英等。②侧链脂肪酸类:丙戊酸钠、丙戊酰胺等。③亚氏胺类:卡马西平。④巴比妥类:巴比妥钠、异戊巴比妥、甲苯比妥、扑米酮。⑤琥珀酰亚胺类:乙琥胺、甲琥胺、苯琥胺等。⑥磺胺类:乙酰唑胺、舒噻美等。⑦双酮类:三甲双酮、双甲双酮等。⑧抗癫痫新药:氨乙烯酸、氟氯双胺、加巴喷丁、拉莫三嗪、非尔氨酯、托吡酯。⑨激素类:ACTH,泼尼松。⑩苯二氮䓬类:地西泮、氯硝西泮等。

一、苯妥英钠

苯妥英钠别名大仑丁,二苯乙内酰尿,Dilantin,Diphenylhydantoin。

(一)药理作用与应用

该药能稳定细胞膜,调节神经元的兴奋性,抑制癫痫灶内发作性电活动的传播和扩散,阻断癫痫灶对周围神经元的募集作用。对于全身性强直阵挛发作、局限性发作疗效好,对精神运动性发作次之,对小发作无效。是临床上应用最广泛的抗癫痫药物之一。口服主要经小肠吸收,成人单剂口服后 t_{max} 为 3~8 小时,长期用药后 $t_{1/2}$ 为 10~34 小时,平均 20 小时。有效血浓度为 10~20 $\mu g/mL$,开始治疗后达到稳态所需时间为 7~11 天。

(二)不良反应

1.神经、精神方面

神经症状有眩晕、构音障碍、共济失调、眼球震颤、视力模糊和周围神经病变。精神症状包括智力减退、人格改变、反应迟钝和神经心理异常。

2.皮肤、结缔组织和骨骼

可有麻疹样皮疹、多形性红斑、剥脱性皮炎和多毛。齿龈增生常见于儿童和青少年。小儿长期服用可引起钙磷代谢紊乱、骨软化症和佝偻病。

3.造血系统

巨红细胞贫血、再生障碍性贫血、白细胞减少等。

4.代谢和内分泌

该药可作用于肝药酶,加速皮质激素分解,也可抑制胰岛素分泌、减低血中 T_3 的浓度。

5.消化系统

可有轻度厌食、恶心、呕吐和上腹疼痛,饭后服用可减轻症状。

6.致畸作用

癫痫母亲的胎儿发生颜面和肢体远端畸形的危险性增加,但是否与服用苯妥英钠有关目前尚无定论。

(三)注意事项

应定期检查血常规和齿龈的情况,长期服用时应补充维生素 D 和叶酸。妊娠哺乳期妇女和肝、肾功能障碍者慎用。

(四)禁忌证

对乙内酰脲衍生物过敏者禁用。

(五)药物相互作用

(1)与卡马西平合用,可使两者的浓度交互下降。

(2)与苯巴比妥合用,可降低苯妥英钠的浓度,减低疗效。

(3)与扑米酮合用,有协同作用,可增强扑米酮的疗效。

(4)与丙戊酸钠合用,可使苯妥英钠的血浓度降低。

(5)与乙琥胺和三甲双酮合用,可抑制苯妥英钠的代谢,使其血浓度增高,增加毒性作用。

(6)与三环类抗抑郁药合用,可使两者的作用均增强。

(7)与地高辛合用,可增加地高辛的房室传导阻滞作用,引起心动过缓。地高辛能抑制苯妥英钠的代谢,增加其血浓度。

(8)不宜与氯霉素、西咪替丁、磺胺甲噁唑合用。

(9)与地西泮、异烟肼、利福平合用时,应监测血浓度,并适当调整剂量。

(10)与孕激素类避孕药合用时可降低避孕药的有效性。

(六)用法与用量

成人,50～100 mg,每天 2～3 次,一般 200～500 mg/d,推荐每天 1 次给药,最好晚间服用,超大剂量时可每天两次。儿童每天 5～10 mg/kg,分 2 次给药。静脉用药时,缓慢注射(＜50 mg/min),成人15～18 mg/kg,儿童 5 mg/kg,注射时须心电图监测。

(七)制剂

(1)片剂:100 mg。

(2)注射剂:5 mL：0.25 g。

(3)粉针剂:0.1 g,0.25 g。

二、乙苯妥英

乙苯妥英别名皮加隆,乙妥英,Peganone。

(一)药理作用与应用

本药类似苯妥英钠,但作用及不良反应均比苯妥英钠小。临床常与其他抗癫痫药合用,对全身性发作和复杂部分性发作有较好疗效。

(二)不良反应

本药不良反应比苯妥英钠少,有头痛、嗜睡、恶心、呕吐,共济失调、多毛和齿龈增生少见。

(三)用法与用量

口服,成人,开始剂量 0.5～1 g/d,每 1～3 天增加 0.25 g,最大可达 3 g/d,分 4 次服用。儿童,1 岁以下 0.3～0.5 g/d,2～5 岁 0.5～0.8 g/d,6～12 岁 0.8～1.2 g/d。

(四)制剂

片剂:250 mg,500 mg。

三、甲妥英

甲妥英别名美芬妥英,Methenytoin,Methoin。

(一)药理作用与应用

与苯妥英钠相似,但有镇静作用。主要用于对苯妥英钠效果不佳的患者,对小发作无效。

(二)不良反应

毒性较苯妥英钠强,有嗜睡、粒细胞减少、再生障碍性贫血、皮疹、中毒性肝炎反应。

(三)用法与用量

成人,50～200 mg,每天 1～3 次。儿童,25～100 mg,每天 3 次。

(四)制剂

片剂 50 mg,100 mg。

四、丙戊酸钠

丙戊酸钠别名二丙二乙酸钠,抗癫灵,戊曲酯,Convulex,Depakene,Depakine,Epilim,Leptilan。

(一)药理作用与应用

本药可能通过增加脑内抑制性神经递质 GABA 的含量,降低神经元的兴奋性,或直接稳定神经元细胞膜而发挥抗癫痫作用。口服吸收完全,t_{max}为1~4小时,$t_{1/2}$为14小时,达到稳态所需时间4天,有效血浓度为67~82 $\mu g/mL$。本品是一种广谱抗癫痫药,对各型小发作、肌阵挛发作、局限性发作、大发作和混合型癫痫均有效,对复杂部分性发作、单纯部分性发作和继发性全身发作的效果不如其他一线抗癫痫药。此外本药还可用于治疗小舞蹈病、偏头痛、心律失常和顽固性呃逆。

(二)不良反应

1.消化系统症状

消化系统症状有恶心、呕吐、厌食、消化不良、腹泻、便秘等。治疗过程中还可发生血氨升高,少数患者可发生脑病。在小儿以及抗癫痫药合用的情况下容易发生肝肾功能不全,表现为头痛、呕吐、黄疸、水肿和发热。一般情况下肝毒性的发生率很低,约1/50 000。严重肝毒性致死者罕见。

2.神经系统

神经系统常见震颤,也可有嗜睡、共济失调和易激惹症状。认知功能和行为障碍罕见。

3.血液系统

由血小板减少和血小板功能障碍导致的出血时间延长、皮肤紫斑和血肿。

4.致畸作用

妊娠初期服药可致胎儿神经管发育缺陷和脊柱裂等。

5.其他

偶见心肌劳损、心律不齐、脱发、内分泌异常、低血糖、急性胰腺炎。

(三)注意事项

服用6个月以内应定期查肝功和血常规。有先天代谢异常者慎用。

(四)禁忌证

肝病患者禁用。

(五)药物相互作用

(1)丙戊酸钠为肝药酶抑制剂,合用时能使苯巴比妥、扑米酮、乙琥胺的血浓度增高,而苯巴比妥、扑米酮、苯妥英钠、乙琥胺、卡马西平又可诱导肝药酶,加速丙戊酸钠的代谢,降低其血浓度。

(2)与阿司匹林合用可使游离丙戊酸钠血浓度显著增高,半衰期延长,导致丙戊酸钠蓄积中毒。

(六)用法与用量

1.抗癫痫

成人维持量为 600～1 800 mg/d,儿童体重 20 kg 以上时,每天不超过 30 mg/kg,体重＜20 kg 时可用至每天 40 mg/kg,每天剂量一般分 2 次口服。

2.治疗偏头痛

1 200 mg/d,分 2 次口服,维持 2 周可显效。

3.治疗小舞蹈病

口服,每天 15～20 mg/kg,维持 3～20 周。

4.治疗顽固性呃逆

口服,初始剂量为每天 15 mg/kg,以后每 2 周每天剂量增加 250 mg。

(七)制剂

(1)丙戊酸钠片剂:100 mg,200 mg,250 mg。

(2)糖浆剂:5 mL：250 mg,5 mL(500 mg)。

(3)丙戊酸胶囊:200 mg,250 mg。

(4)丙戊酸氢钠(肠溶片):250 mg,500 mg。

(5)丙戊酸/丙戊酸钠(控释片):500 mg。

五、丙戊酸镁

(一)药理作用与应用

新型广谱抗癫痫药,药理作用同丙戊酸钠。适用于各种类型的癫痫发作。

(二)不良反应

嗜睡、头昏、恶心、呕吐、厌食、胃肠道不适,多为暂时性。

(三)注意事项

孕妇、肝病患者和血小板减少者慎用。用药期间应定期检查血象。

(四)药物相互作用

本药与苯妥英钠和卡马西平合用可增加肝脏毒性,应避免合用。

(五)用法与用量

口服,成人,200～400 mg,每天 3 次,最大可用至 600 mg,每天 3 次。儿童每天 20～30 mg/kg,分3 次服用。

(六)制剂

片剂:100 mg,200 mg。

六、丙戊酰胺

丙戊酰胺别名丙缬草酰胺,癫健安,二丙基乙酰胺。

(一)药理作用与应用

其抗惊厥作用是丙戊酸钠的 2 倍,是一种作用强见效快的抗癫痫药。临床用于各型癫痫。

(二)不良反应

头痛、头晕、恶心、呕吐、厌食和皮疹,多可自行消失。

(三)用法与用量

口服,成人,0.2～0.4 g,每天 3 次。儿童每天 10～30 mg/kg,分 3 次口服。

(四)制剂

片剂:100 mg,200 mg。

七、唑尼沙胺

Exogran。

(一)药理作用与应用

具有磺酰胺结构,对碳酸酐酶有抑制作用,对癫痫灶放电有明显的抑制作用。本品口服易吸收,t_{max} 为 5～6 小时,$t_{1/2}$ 为 60 小时。临床主要用于全面性发作、部分性发作和癫痫持续状态。

(二)不良反应

主要为困倦、焦躁、抑郁、幻觉、头痛、头晕、食欲缺乏、呕吐、腹痛、白细胞减少、贫血和血小板减少。

(三)注意事项

不可骤然停药,肝肾功能不全者、机械操作者、孕妇和哺乳期妇女慎用。定期检查肝肾功能和血常规。

(四)用法与用量

成人初量 100～200 mg,分 1～3 次口服,逐渐加量至 200～400 mg,分 1～3 次口服。每天最大剂量 600 mg。儿童 2～4 mg/kg,分 1～3 次口服,逐渐加量至 8 mg/kg,分 1～3 次口服,每天最大剂量 12 mg/kg。

(五)制剂

片剂:100 mg。

八、三甲双酮

Troxidione。

(一)药理作用与应用

在体内代谢成二甲双酮起抗癫痫作用,机制不明。口服吸收好,t_{max} 为 30 分钟以内,二甲双酮 $t_{1/2}$ 为 10 天或更长。主要用于其他药物治疗无效的失神发作,也用于肌阵挛和失张力发作。

(二)不良反应

有骨髓抑制、嗜睡、行为异常、皮疹、胃肠道反应、肾病综合征、肌无力综合征和脱发。有严重的致畸性。

(三)禁忌证

孕妇禁用。

(四)用法与用量

口服,成人维持量为 750～1250 mg/d,儿童每天 20～50 mg/kg。

(五)制剂

(1)片剂:150 mg。

(2)胶囊剂:300 mg。

第二章

心血管科常用药

第一节 抗 凝 药

一、抗凝药物的作用机制

凝血系统包括一系列酶原-激活酶的转化。血液凝固是一个复杂的过程属于生物化学的连锁反应与放大过程。它可分为 3 个阶段,首先是始动反应阶段,在这一阶段中,通过内源性或外源性凝血途径产生凝血始动反应同时进行,彼此联系密切。参与内源性凝血的有高分子激肽原(high molecular weight kininogen,HMWK)、前激肽释放酶(prekallikrein,Pre-K)、激肽释放酶(kallikrein,Ka)、接触因子(Ⅻ)、血小板因子-3(PF-3)和因子Ⅺ、Ⅸ、Ⅷ等,参与外源性的凝血的有组织因子、转化因子(Ⅶ)。第二阶段为磷脂胶粒反应阶段,是内、外源凝血的共同途径,参与这一途径的有凝血致活酶(Ⅹ)、加速因子(Ⅴ)、PF-3 和凝血酶原-2 等。第三阶段为交联纤维蛋白生成阶段,纤维蛋白原在凝血酶的作用下,最终变成稳定、难溶的纤维蛋白,网罗血细胞而形成血凝块。任何一种途径产生的凝血酶都能促进血小板膜的激活,进而促进血小板的聚集并使得纤维蛋白原转变成纤维蛋白,后者黏附在血小板表面并使已形成的血栓更加牢固,最终的结果是形成一个富含血小板及纤维蛋白的附壁血栓。这一过程可能非常迅速,并且是重复进行的。

凝血酶在血栓形成中起重要的核心作用。它不仅是血液凝固过程中的关键物质,而且有很强的诱导血小板聚集和黏附作用,而血小板的活化和聚集在动脉血栓形成过程中起至关重要的作用。此外,凝血酶可促进血管内皮的多种致血栓活性因子释放,增加内皮的通透性,促进成纤维细胞的增殖。凝血酶是强致血栓物质,它通过对凝血因子、血小板和血管内皮等多方面作用来促进血栓形成。

抗凝血药物(anticoagulants)是一类干扰凝血因子、抑制凝血过程某些环节而阻滞血液凝固的药物,各类不同的抗凝药物作用在凝血过程中的不同部位和不同环节,其作用机制不一样。肝素是依赖抗凝血酶Ⅲ(antithrombinⅢ,ATⅢ)的凝血酶抑制剂,在临床沿用已50多年,为常用抗凝剂。低分子肝素通过抑制内源性和外源性凝血的共同通道 Ⅹa 因子而起抗凝作用。水蛭素类及某些合成肽类为不依赖 ATⅢ 的凝血酶直接抑制剂,已成为新一代抗凝血药。凝血酶原是一种维生素 K 依赖的凝血因子,华法林则通过阻碍维生素 K 代谢,致使维生素 K 缺乏,从而使Ⅱ、Ⅶ、Ⅸ、Ⅹ 4 种凝血因子的合成显著减少而抑制凝血过程。

二、抗凝药物的分类与特点

常用的抗凝血过程的药物有普通肝素、低分子肝素、华法林等。按抗凝血药的作用机制可分为以下 3 类。

(1)凝血酶间接抑制剂,包括普通肝素、低分子肝素、磺达肝癸钠等。

(2)凝血酶直接抑制剂,包括水蛭素、重组水蛭素如 Lepimdin 和 Desimdin、水蛭素衍生物 Bivalirudin 等。

(3)维生素 K 拮抗剂,如华法林。

三、抗凝药物的应用范围与选用原则

临床上主要用于血栓栓塞性疾病的预防与治疗,适用范围较广,包括急性心肌梗死、不稳定心绞痛、冠脉血管成形术、静脉内血栓形成、肺血栓栓塞、静脉血栓栓塞的预防、妊娠期的抗凝治疗、心血管手术、心导管、体外循环、血液透析等抗凝、瓣膜病伴心房颤动(简称房颤)、非瓣膜病性房颤但栓塞高危患者、房颤复律前及复律后和机械人工瓣术后。

一般治疗血栓栓塞性疾病先用作用快的肝素,再以华法林维持治疗;或者先合并用药,等达到最大抗凝效果后再减去肝素。对于血栓性疾病的急症和重症,如急性心肌梗死、不稳定心绞痛、肺栓塞等需选用肝素或低分子肝素,以尽快达到有效的抗凝效果。个别将人 ATⅢ 缺乏,应选择非 ATⅢ 依赖的抗凝药。一些特殊情况如合并使用溶栓药时,水蛭素有可能减少出血并发症。

四、抗凝药物与其他药物的相互作用

各种抗凝药物均可以与其他药物发生相互作用,其中以华法林与其他药物发生相互作用最常见。

第二节 溶 栓 药

早在19世纪,病理学家在尸体解剖时,发现冠状动脉内血栓形成是急性心肌梗死(acute myocardial infarction,AMI)患者的致死原因。1959年Fletcher倡导并进行心肌梗死溶栓治疗,但由于未能很好利用挽救心肌梗死的有效时间窗口,而导致静脉溶栓的效果不佳,并认为栓塞性冠状动脉闭塞并不是AMI的主要病理生理机制。20世纪70年代后期通过大量临床和病理解剖的研究,再次认识到90%以上的AMI是由相关的冠状动脉血栓形成,造成冠脉阻塞所引起的,因此重新进行AMI的溶栓治疗研究,经多项大规模临床研究,明确了溶栓药物对AMI治疗的确切地位。近10多年来还发现溶栓治疗对肺栓塞、急性动脉梗塞性疾病早期和深部静脉血栓形成等血栓性疾病有较好的治疗作用。

一、溶栓药的作用机制

在正常情况下,体内的促凝和抗凝因素处于一种平衡状态,当血管损伤、机体处于出血危险时,体内的促凝血系统会迅速发挥作用,形成血栓。凝血通过可以通过内源性或外源性的凝血途径完成,在内源性的凝血途径中,血小板膜在激活过程中产生了凝血酶;在外源性的凝血途径中,血管壁的损伤产生了凝血酶,后者可以使凝血酶原转化为凝血酶。最终使可溶性的纤维蛋白原变成稳定、难溶的纤维蛋白,网罗血细胞而形成血凝块。任何一种途径产生的凝血酶都能促进血小板膜的激活,进而促进血小板的聚集并使得纤维蛋白原转变成纤维蛋白,后者黏附在血小板表面并使已形成的血栓更加牢固,最终的结果是形成一个富含血小板及纤维蛋白的附壁血栓。这一过程可能非常迅速,并且是重复进行的。

凝血过程中形成的纤维蛋白,可经纤溶酶作用从精氨酸-赖氨酸键上分解成可溶性产物,使血栓溶解。溶栓药物为内源性或外源性纤溶酶原激活剂,直接或间接激活纤溶酶原,使其转化为纤溶酶,故也称纤维蛋白溶解药。溶栓药物对形成已久并已机化的血栓则难以发挥作用。

二、溶栓药的分类特点

目前应用于临床的溶栓药有链激酶,尿激酶,茴香酰化纤溶酶原链激酶激活剂复合物,单链尿激酶和组织型纤溶酶原激活物,这些药物的主要缺点是对纤维蛋白无特异性,诱发血栓溶解同时伴有严重出血,且半衰期短。较新溶栓药如阿替普酶（alteplase，t-PA），重组单链尿激酶型纤溶酶原激活剂（saruplase，scu-PA）有一定程度的特异性，但人体应用仍有出血并发症。近年来应用基因工程和单克隆抗体技术对溶栓药进行结构改造，高效特异的新溶栓剂已应用于临床。目前在临床上应用及正在研究开发的溶栓药物可划分为三代产品。

第一代溶栓药物包括尿激酶（urokinase，UK）和链激酶（streptokinase，SK），不具有纤维蛋白选择性。

第二代有重组组织型纤溶酶原激活剂如 t-PA、scu-PA、前尿激酶（pro-urokinase，pro-UK）、重组葡激酶（recombinant staphylokinase）及其衍生物、乙酰化纤溶酶原-链激酶激活剂复合物（anistreplase，APSAC）等，具有纤维蛋白选择特性。

第三代溶栓药物利用基因工程和单克隆抗体技术对第二代产品进行改造而制成的新的产品，主要特点是半衰期延长，适合静脉给药。这类药包括 t-PA 的变异体如瑞替普酶（reteplase，r-PA）、兰托普酶（Lanetoplase，n-PA）、TNK-组织型纤溶酶原激活剂（TNK-tPA），吸血蝙蝠唾液纤溶酶原激活剂（vampire bat salivary plasminogen activator，Bat-PA），重组嵌合型溶栓药物，抗体导向溶栓药物和磁导向溶栓药物等。

目前临床常用的溶栓药物药理学特点见表 2-1。

表 2-1　几种溶栓剂的主要特点

主要特点	链激酶	尿激酶	t-PA	TNK-tPA
分子量	47 000	54 000	65 000	65 000
纤溶酶原的激活类型	间接	直接	直接	直接
纤维蛋白特异性	－	＋	＋＋＋	＋＋＋
血浆半衰期（min）	20	10～15	4～6	20
溶栓速度	＋＋	＋	＋＋＋	＋＋＋＋
全身反应	＋＋＋＋	＋＋	＋	－
静脉合用肝素	不可以	可以	可以	可以
抗 PAI-1 作用	无	无	无	有
低血压不良反应	有	无	无	无
变态反应	有	无	无	无

注：t-PA 为组织型纤溶酶原激活剂；TNK-tPA 为衍生型 t-PA

三、溶栓药的应用范围和选用原则

溶栓药适用于急性 ST 段抬高心肌梗死、肺栓塞、深部静脉血栓形成和急性脑梗死和其他血栓性疾病。溶栓药的应用要求要尽可能早期用药,应用合适的剂量,使药物发挥最大的效用但尽量避免出血等并发症,同时注意合并用药的相互作用。

血栓溶解程度与血栓形成时间有关,新鲜血栓易于溶解;由于血栓堵塞血管,组织供血中断时间过长将造成细胞不可逆的损伤,乃至死亡。早期溶栓(在冠脉内血栓形成后 6 小时内)可缩小心梗范围,改善心功能和降低病死率,冠脉造影显示 60%～80% 的患者堵塞的血管再通;即使是 12 小时内溶栓也具有一定作用,若在血栓形成后 24 小时给链激酶则不出现上述有效作用。尽早开始溶栓治疗比选择溶栓药物的种类更为重要。

溶栓药一般采用首次大剂量用药。这是因为溶栓药进入血循环后必须先中和体内可能存在的抗体(如链激酶中和其抗体)和抗纤溶物质(如尿激酶、t-PA 中和 PAI-1),之后保持一定血药浓度以达到高纤溶状态才能发挥其溶栓作用。

在选择何种溶栓药物更为合适的问题上应进行多方面的考虑,t-PA 的溶栓成功率较 SK 高,但价格较昂贵而且出血、血管再闭塞等不良反应较多。能否达到早期开通梗死相关血管是人们权衡利弊时首先考虑的问题,GUSTO 试验显示血管的早期开通会改善患者长期的预后。t-PA 联合静脉内肝素治疗与链激酶相比较,早期血管开通率高、对病死率的改善明显,但脑出血增多。Fuster 根据对 GUSTO 试验的亚组分析后提出,在症状超过 4 小时以上的患者更适合用链激酶。对于年龄>65 岁的患者,应进行脑出血危险性评估。除年龄外,女性、高血压、低体重均为脑出血易患因素。对于一个同时具备两个或两个以上危险因素的患者,应选择出血并发症较低的药物如链激酶。例如,对于一个合并高血压的瘦小的老年女性,最好选用链激酶;相反,对于一个年轻患者,以及大面积前壁心肌梗死的患者,可能会从 t-PA 治疗的早期再灌注中获得更多的好处,在这部分患者中更倾向选用 t-PA。另外,患者就诊的时间越早,越倾向于使用 tPA。

临床上溶解血栓过程常与血栓形成过程平行进行。为加速溶栓和减少再闭塞,在应用溶栓药时常并用抗栓药如阿司匹林、肝素或低分子肝素等,已成为溶栓治疗常规。在使用 t-PA 溶栓时,先给予 5 000 单位肝素静脉内弹丸式注射,继以每小时 600～1 000 单位静脉点滴。可预防冠状动脉再闭塞。链激酶溶栓的患者是否需要同时使用静脉内肝素尚未确定。

四、溶栓药物与其他药物的相互作用

大多数的溶栓药物均未做与其他药物相互作用的试验。溶栓药在激活纤溶酶原溶解血栓的同时也可激活凝血系统、促进凝血酶的生成和活化血小板,如果合并应用抗血小板或抗凝血药物如阿司匹林、肝素或糖蛋白Ⅱb/Ⅲa受体阻滞剂等,可以增加溶栓的成功率,减少再梗死的可能性。但合用这些抗血栓药物可增加出血的风险,尤其对老年患者,ASSENT 3PLUS试验表明75岁以上溶栓患者合用依诺肝素可使颅内出血的风险增加几倍,应引起重视。另外,某些药物如钙通道阻滞剂、血管紧张素转化酶抑制剂也有温和的促纤溶作用。溶栓疗法后早期给予β受体阻滞剂可以降低再梗死发生率。

第三节　硝酸酯类药

　　硝酸酯类药物是临床上应用的最古老的心血管药物之一,问世100多年以来广泛应用于临床。1867年,英国爱丁堡的一名医师 Lauder Brunton 发现亚硝酸戊酯有扩张小血管的作用,建议用于抗心肌缺血治疗。1879年 William Murrell 首次将硝酸甘油用于缓解心绞痛发作,并首先在 *Lancet* 上发表了硝酸酯类药物缓解心绞痛的文章,这一年也因此被确立为硝酸酯的首次临床应用年,迄今已有130多年的历史。随着时间的推移,人们对硝酸酯类药物的作用机制不断有了新的认识,如扩张冠状动脉血管的作用、扩张静脉血管的作用和抑制血小板聚集作用。近年来随着内皮源性舒张因子(EDRF)的研究进展,一氧化氮(NO)的形成在硝酸酯类作用机制中的地位日益受到重视,从而使硝酸酯成为与其他抗心绞痛药物有不同作用机制的一类药物。

　　随着对其作用机制的逐步认识,硝酸酯类药物的临床应用也越来越广泛。最初仅用于心绞痛的防治,后来扩大到心力衰竭和高血压的治疗。现在临床上硝酸酯类药物主要应用于:心肌缺血综合征——心绞痛、冠状动脉痉挛、无痛性心肌缺血、急性心肌梗死等;充血性心力衰竭——急性或慢性;高血压——高血压急症,围术期高血压,老年收缩期高血压等。迄今为止,硝酸酯类药物仍是治疗冠心病中应用最广泛,疗效最可靠的一线药物。

　　硝酸酯类药物的常用剂型包括口服剂、舌下含化剂、吸入剂、静脉注射剂、经皮贴膜及贴膏等。目前国内外仍不断有新的不同的硝酸酯剂型的研制,硝酸酯在临床的应用仍大有前途。

目前将 NO 和不含酯键的硝普钠称为无机硝酸盐,而将含有酯键的硝酸酯类药物称为有机硝酸盐。

一、硝酸酯的作用机制

(一)血管扩张作用

硝酸酯能扩张心外膜狭窄的冠状动脉和侧支循环血管,使冠脉血流重新分布,增加缺血区域尤其是心内膜下的血流供应。在临床常用剂量范围内,不引起微动脉扩张,可避免"冠脉窃血"现象的发生。同时硝酸酯能降低肺静脉压力和肺毛细血管楔压,增加左心衰竭患者的每搏输出量和心排血量,改善心功能。

不同剂量的硝酸酯类药物作用于血管可产生不同的效应。

1.小剂量

扩张容量血管(静脉),使静脉回流减少,左心室舒张末压(LVEDP)下降。

2.中等剂量

扩张传输动脉(如心外膜下的冠状动脉)。

3.大剂量

扩张阻力小动脉,可降低血压。

(二)血管受体作用

硝酸酯是非内皮依赖性的血管扩张剂,无论内皮细胞功能是否正常,均可发挥明确的血管平滑肌舒张效应。因此,"硝酸酯受体"可能位于平滑肌细胞而不是在内皮细胞。硝酸酯进入血液循环后,通过特异性的代谢酶转化为活性的 NO,与血管平滑肌细胞膜上 NO 受体结合后,激活细胞内鸟苷酸环化酶(sGC),使环磷酸鸟苷(cGMP)浓度增加,Ca^{2+} 水平下降,引起血管平滑肌舒张。

(三)降低心肌氧耗量

硝酸酯扩张静脉血管,使血液贮存于外周静脉血管床,从而减少回心血量,降低心脏前负荷和室壁张力;扩张外周阻力小动脉,使动脉血压和心脏后负荷下降,从而降低心肌氧耗量。

(四)抗血小板作用

硝酸酯具有抗血小板聚集、抗栓、抗增殖、改善冠脉内皮功能和主动脉顺应性、降低主动脉收缩压等机制,亦可能在硝酸酯的抗缺血和改善心功能等作用中发挥协同效应。

新近研究表明,以治疗剂量静脉滴注硝酸甘油可在健康志愿者、不稳定性心绞痛及急性心肌梗死中抑制血小板聚集,但临床并未能证实其改善了心肌梗死患者的预后,说明硝酸酯这种抗血栓的作用临床意义十分有限。除静脉滴注给药途径外,硝酸甘油贴片亦可有效抑制血小板聚集,但口服硝酸甘油给药途径未能证实有抑制血小板聚集的作用。

二、硝酸酯类药物的分类与特点

(一)硝酸酯的生物利用度和半衰期

不同的硝酸酯剂型有不同的特点,因区别很大必须区别对待。作为一类药物,硝酸酯可以从黏膜、皮肤和胃肠道吸收。其基本剂型硝酸甘油的药代动力学特点很独特,半衰期仅有几分钟,可迅速从血液中消失,大部分在肝脏外转化为更长效的活性二硝基硝酸酯——二硝基异山梨醇酯。但是后者必须首先在肝脏转化为单硝基硝酸酯,其半衰期变为4~6小时并最终经肾脏排泄。因此单硝基硝酸酯制剂没有肝脏首过效应,生物利用度完全,目前被临床广泛应用。

(二)硝酸酯的分类与药代动力学特点

1.硝酸甘油

硝酸甘油经皮肤和口腔黏膜吸收,较少从消化道吸收。有舌下含片、静脉、口腔喷剂和透皮贴片等多种剂型。口服硝酸甘油,药物在肝脏内迅速代谢("首关效应"),生物利用度极低,约为10%,因此口服硝酸甘油无效。舌下含服该药吸收迅速完全,生物利用度可达80%,约2~3分钟起效,5分钟达最大效应,作用持续20~30分钟,半衰期仅数分钟。硝酸甘油在肝脏迅速代谢为几乎无活性的两个中间产物1,2-二硝酸甘油和1,3-二硝酸甘油经肾脏排出,血液透析清除率低。

硝酸甘油含片性质不稳定,有效期约3个月,需避光保存于密闭的棕色小玻璃瓶中,每3个月更换一瓶新药。如舌下黏膜明显干燥需用水或盐水湿润,否则含化无效。含服时应尽可能取坐位,以免加重低血压反应。对心绞痛发作频繁者,应在大便或用力劳动前5~10分钟预防性含服。

硝酸甘油注射液须用5%的葡萄糖注射液或生理盐水稀释混匀后静脉滴注,不得直接静脉注射,且不能与其他药物混合。由于普通的聚氯乙烯输液器可大量吸附硝酸甘油溶液,使药物浓度损失达40%~50%,因而需适当增大药物剂量以达到其血药浓度,或选用玻璃瓶及其他非吸附型的特殊输液器,静脉给药时须同时尽量避光。静脉滴注硝酸甘油起效迅速,清除代谢快,剂量易于控制和调整,加之直接进入血液循环,避免了肝脏首关清除效应等优点,因此在急性心肌缺血发作,急性心力衰竭和肺水肿等治疗中占据重要地位,但大量或连续使用可导致耐药,因而需小剂量、间断给药。长期使用后需停药时,应逐渐减量,以免发生反跳性心绞痛等。因药物过量而导致低血压时,应抬高双下肢,增加静脉回流,必要时可补充血容量及加用升高血压药物。

硝酸甘油贴膏是将硝酸甘油储在容器或膜片中经皮肤吸收向血中释放,给药60～90分钟达最大血药浓度,有效血药浓度可持续2～24小时或更长。尽管贴膏中硝酸甘油含量不一样,但24小时内释放的硝酸甘油量取决于贴膏覆盖的面积而不是硝酸甘油的含量。无论其含量如何,在24小时内所释放的硝酸甘油总量是 $0.5\ \mathrm{mg/cm^2}$。

硝酸甘油喷雾剂释放量为每次 $0.4\ \mathrm{mg}$,每瓶含200次用量。

2.硝酸异山梨酯

硝酸异山梨酯的常用剂型包括口服平片、缓释片,舌下含片以及静脉制剂等。口服吸收完全,肝脏的首关清除效应明显,生物利用度约为 $20\%\sim25\%$,平片15～40分钟起效,作用持续2～6小时;缓释片约60分钟起效,作用可持续12小时。舌下含服生物利用度约 60%,2～5分钟起效,15分钟达最大效应,作用持续1～2小时。硝酸异山梨酯母药分子的半衰期约1小时,活性弱,主要的药理学作用源于肝脏的活性代谢产物 5-单硝酸异山梨酯,半衰期4～5小时,而另一个代谢产物 2-单硝酸异山梨酯几乎无临床意义。代谢产物经肾排出,不能经血液透析清除。其静脉注射、舌下含服和口服的半衰期分别为20分钟、1小时和4小时。

3.5-单硝基异山梨醇酯

5-单硝酸异山梨酯是晚近研制的新一代硝酸酯药物,临床剂型有口服平片和缓释片,在胃肠道吸收完全,无肝脏首关清除效应,生物利用度近乎 100%。母药无需经肝脏代谢,直接发挥药理学作用,平片约30～60分钟起效,作用持续3～6小时,缓释片约60～90分钟起效,作用可持续约12小时,半衰期为4～5小时。在肝脏经脱硝基为无活性产物,主要经肾脏排出,其次为胆汁排泄。肝病患者无药物蓄积现象,肾功能受损对本药清除亦无影响,可由血液透析清除。

由于 5-单硝酸异山梨酯口服无肝脏首关清除效应,静脉滴注的起效、达峰和达稳态的时间亦与同等剂量的口服片相似,因此 5-单硝酸异山梨酯静脉剂型缺乏临床应用前景,欧美国家亦无该剂型用于临床。

三、硝酸酯的应用范围与选用原则

(一)冠状动脉粥样硬化性心脏病

1.急性冠状动脉综合征

硝酸酯在急性 ST 段抬高型、非 ST 段抬高型心肌梗死以及不稳定性心绞痛中的使用方法相似。对无禁忌证者应立即舌下含服硝酸甘油 0.3～0.6 mg,每 5 分钟重复 1 次,总量不超过 1.5 mg,同时评估静脉用药的必要性。在最初 24～48 小时内,进行性缺血、高血压和肺水肿可静脉滴注硝酸甘油,非吸附性输液器起始剂量 5～10 μg/min(普通聚氯乙烯输液器 25 μg/min),每 3～5 分钟以 5～10 μg/min 递增剂量,剂量上限一般不超过 200 μg/min。剂量调整主要依据缺血症状和体征的改善以及是否达到血压效应。缺血症状或体征一旦减轻,则无需增加剂量,否则逐渐递增剂量至血压效应,既往血压正常者收缩压不应降至 14.7 kPa(110 mmHg)以下,基础为高血压者,平均动脉压的下降幅度不应超过 25%。连续静脉滴注 24 小时,即可产生耐药,临床若需长时间用药,应小剂量间断给药,缺血一旦缓解,即应逐渐减量,并向口服药过渡。在应用硝酸酯抗缺血治疗的同时,应尽可能加用改善预后的 β 受体阻滞剂和/或 ACEI。当出现血压下降等限制上述药物合用的情况时,应首先减停硝酸酯,为 β 受体阻滞剂或 ACEI 的使用提供空间。

在溶栓未成为急性心肌梗死常规治疗前的 10 个随机临床试验结果显示,硝酸酯可使急性心肌梗死病死率降低 35%。而 GISSI-3 和 ISIS-4 两项大规模溶栓临床研究结果显示,在溶栓的基础上,加用硝酸酯没有进一步显著降低急性心肌梗死的病死率。PCI 围术期应用硝酸酯能否降低心肌梗死的病死率尚需更多临床研究证实。但因硝酸酯抗缺血、缓解心绞痛症状、改善心功能等作用明确,因此仍是目前急性心肌梗死抗缺血治疗不可或缺的药物之一。

2.慢性稳定性心绞痛

在慢性稳定性心绞痛的抗缺血治疗中,应首选 β 受体阻滞剂,当其存在禁忌证,或单药疗效欠佳时,可使用硝酸酯及或钙通道阻滞剂。临床实践中,通常采用联合用药进行抗心绞痛治疗。β 受体阻滞剂与硝酸酯联合可相互取长补短。硝酸酯降低血压和心脏后负荷后,可反射性增加交感活性,使心肌收缩力增强、心率增快,削弱其降低心肌耗氧量的作用,而 β 受体阻滞剂可抵消这一不良反应;β 受体阻滞剂通过抑制心肌收缩力、减慢心室率等,可显著降低心肌做功和耗氧量,但心率减慢,伴随舒张期延长,回心血量增加,使左室舒张末期容积和室壁张力增加,部分抵消了其降低心肌氧耗的作用,硝酸酯扩张静脉血管,使回心血量减少,可克服β受体阻滞剂的这一不利因素。因此,两者合用较单独使用其中的任何一种可发挥更大的抗缺血效应。表2-2列出了用于心绞痛治疗的常用硝酸酯药物及剂量。

表2-2　常用硝酸酯的抗心绞痛剂量

药物名称	常用剂量(mg)	起效时间(min)	作用持续时间
硝酸甘油			
舌下含服	0.3～0.6 mg	2～3	20～30 分钟
喷剂	0.4 mg	2～3	20～30 分钟
透皮贴片	5～10 mg	30～60	8--12 小时
硝酸异山梨酯			
舌下含服	2.5～15 mg	2～5	1～2 小时
口服平片	5～40 mg,2～3 次/日	15～40	4～6 小时
口服缓释制剂	40～80 mg,1～2 次/日	60～90	10～14 小时
5-单硝酸异山梨酯			
口服平片	10～20 mg,2 次/日	30～60	3～6 小时
口服缓释制剂	60～120 mg,1 次/日	60～90	10～14 小时
	或 50～100 mg,1 次/日	同上	同上

3.无症状性心肌缺血

无症状性心肌缺血亦称隐匿性心肌缺血,是指患者存在明确的缺血客观依据而无相应的临床症状,广泛存在于各类冠心病中。有典型心绞痛症状的心肌缺血仅是临床缺血事件的一小部分,大部分缺血事件均为隐匿性的,尤以老年、糖尿病、女性和合并心力衰竭时多见。大量研究证明,频繁发作的一过性缺血(大部分为隐匿性)是急性冠脉综合征近期和远期不良预后的一个显著独立预测因素,可使死亡、再梗和再次血管重建术的危险增加3～5倍。因而,在临床实践中,尤其针对高危患者制定诊断和治疗策略时,只要缺血存在,无论是有症状的,还是隐匿性的,都应使用β受体阻滞剂、硝酸酯和/或钙通道阻滞剂等进行长期的抗缺血治疗。

预防和控制缺血发作是各类冠心病治疗的重要目标,硝酸酯是其中的重要组成部分,与改善生活方式,积极控制危险因素,合并使用抗血小板药、他汀、β受体阻滞剂和 ACEI 或 ARB 等药物,以及在高危患者中实施血管重建手术等综合措施联合应用,可明确改善冠心病患者的生活质量和预后。

(二)心力衰竭

1.慢性心力衰竭

在β受体阻滞剂、ACEI 或 ARB 及利尿剂等标准治疗的基础上,对仍有明显充血性症状的慢性收缩性心力衰竭患者可加用硝酸酯,以减轻静息或活动时的呼吸困难症状,改善运动耐量。临床研究证实肼屈嗪与硝酸异山梨酯联合应用(H-ISDN)可降低非洲裔美国慢性收缩性心力衰竭患者的病死率。因而目前指南推荐,左心室射血分数≤40%的中重度非洲裔美国心力衰竭患者,在β受体阻滞剂、ACEI 或 ARB 和利尿剂等标准治疗的基础上,如仍然存在明显临床症状,可加用 H-ISDN 改善预后。对于因低血压或肾功能不全无法耐受 ACEI 或 ARB 的有症状性心力衰竭患者,可选用 H-ISDN 作为替代治疗。但对于既往未使用过 ACEI 或 ARB,或对其可良好耐受者,不应以 H-ISDN 取而代之。硝酸酯亦可减轻左心室射血分数正常的舒张性心功能不全患者的呼吸困难等症状。

2.急性心力衰竭

硝酸甘油对不同原因包括 AMI 引起的急性肺水肿,有显著的疗效,但也含有加重血压下降及引起心动过速或过缓的危险。静脉硝酸甘油主要通过扩张静脉血管,降低心脏前负荷而迅速减轻肺淤血,是治疗急性心力衰竭最为广泛的血管扩张药物之一,尤其适宜于合并高血压、冠状动脉缺血和重度二尖瓣关闭不全者。静脉应用硝酸甘油可以迅速根据临床和血流动力学反应增加或减少滴入量,常以 $10\sim20\ \mu g/min$ 作为起始剂量,最高可增至 $200\ \mu g/min$。硝酸酯与常规方法联合应用治疗急性肺水肿已经成为临床常规疗法。

(三)高血压危象和围术期高血压

静脉硝酸甘油是指南推荐的为数不多的治疗高血压危象的静脉制剂之一,从 $5\ \mu g/min$ 起始,用药过程中持续严密监测血压,逐渐递增剂量,上限一般为 $100\ \mu g/min$,尤其适用于冠状动脉缺血伴高血压危象者,但切忌使血压急剧过度下降。静脉硝酸甘油亦常用于围术期的急性高血压治疗,尤其是实施冠状动脉旁路移植术者。

(四)不良反应与硝酸酯耐药性

1.不良反应及硝酸酯治疗无效

无效的原因很多,或因心绞痛严重性增加;或由于患者对硝酸酯治疗心肌缺血产生耐药性;也可能由于药片失效;或用法不当(有些含化剂不能口服,有些口服剂不能含化);动脉低氧血症,特别是在慢性肺部疾病(由于静脉血混入增加引起);以及不能耐受(通常由于头痛)。也可能因口腔黏膜干燥影响药物吸收。硝酸酯若能在预计心绞痛发作前给予则更有效。当由于心动过速而影响硝酸酯疗效时,加用β阻滞剂结果更佳。在预防性应用长效作用硝酸酯时,耐受性往往是失效的原因。硝酸酯的常见不良反应与禁忌证见表2-3。

表 2-3　硝酸酯应用中的不良反应与禁忌证

项目	分类	内容
不良反应	严重不良反应	前后负荷减少可引起晕厥和低血压;若饮酒或与其他血管扩张剂合用尤甚,须平卧治疗。心动过速常见,但偶在 AMI 时见到意外的心动过缓。低血压可引起脑缺血。长期大剂量应用可引起罕见正铁血红蛋白血症,须用静脉亚甲蓝治疗。大剂量静脉硝酸酯,可引起对肝素的耐药性。
	其他不良反应	头痛、面潮红等,舌下用药可引起口臭,少见的皮疹
	产生耐受性	连续性疗法及大剂量频繁疗法可导致耐受性,低剂量间断疗法可避免,不同类型的硝酸酯之间存在交叉耐受性
	减药综合征	已见于军火工人,减去硝酸酯后可加重症状及猝死,临床也可见到类似证据因此,长期硝酸酯治疗必须逐渐停药。用偏心剂量法时,停药间期心绞痛复发率很低。
禁忌证	绝对禁忌证	对硝酸酯过敏;急性下壁合并右室心肌梗死;收缩压 < 12.0 kPa (90 mmHg)的严重低血压状态;肥厚性梗阻型心肌病伴左室流出道重度固定梗阻;重度主动脉瓣和二尖瓣狭窄;心脏压塞或缩窄性心包;已使用磷酸二酯酶抑制剂者;颅内压增高
	相对禁忌证	循环低灌注状态;心室率<50 次/分,或>110 次/分;青光眼;肺心病合并动脉低氧血症;重度贫血

使用长效硝酸酯失效的两个主要原因如下。

(1)出现耐药性:处理办法是逐渐减少给药剂量和次数直到造成没有硝酸甘油的间期。

(2)病情加重:处理办法是在去除诱因如高血压、房颤或贫血的同时联合用药,以及考虑介入或手术治疗。

2.硝酸酯耐药性

硝酸酯的耐药性是指连续使用硝酸酯后血流动力学和抗缺血效应的迅速减弱乃至消失的现象。可分为假性耐药、真性耐药亦称血管性耐药以及交叉性耐药三类。假性耐药发生于短期(1天)连续使用后,可能与交感-肾素-血管紧张素-醛固酮系统等神经激素的反向调节和血管容量增加有关。血管性耐药最为普遍,发生于长期(3天以上)连续使用后引起血管结构和功能的改变。交叉性耐药是指使用一种硝酸酯后,抑制或削弱其他硝酸酯或 NO 供体性血管扩张剂及内源性 NO 等的作用,两者发生机制相似,可能与血管内过氧化物生成过多以及生物活化/转化过程异常等有关,如巯基耗竭可导致硝酸酯在血管内的生物转化异常而引发耐药。硝酸酯一旦发生耐药不仅影响临床疗效,而且可能加剧内皮功能损害,对预后产生不利影响,因此长期使用硝酸酯时必须采用非耐药方法给药。

任何剂型的硝酸酯使用不正确均可导致耐药,如连续 24 小时静脉滴注硝酸甘油,或不撤除透皮贴剂,以非耐药方式口服几个剂量的硝酸异山梨酯或 5-单硝酸异山梨酯等。早在 1888 年这一现象即被报告,随着硝酸酯的广泛应用,这一问题日益突出,但确切机制目前仍未明确。已有大量的证据说明,如果持续维持血液中高浓度硝酸酯则必定出现对硝酸酯的耐药性,因此偏心剂量法间歇治疗已成为标准治疗法。

3.硝酸酯耐药性的预防

预防硝酸酯耐药性的常用方法如下。

(1)小剂量、间断使用静脉硝酸甘油及硝酸异山梨酯,每天提供 10～12 小时的无药期。

(2)每天使用 12 小时硝酸甘油透皮贴剂后及时撤除。

(3)偏心方法口服硝酸酯,保证 10～12 小时的无硝酸酯浓度期或低硝酸酯浓度期,给药方法可参考表 2-4。上述方法疗效确切,在临床中使用最为广泛。

表 2-4　避免硝酸酯耐药性的偏心给药方法

药物名称	给药方法
硝酸甘油	
静脉点滴	连续点滴 10～12 小时后停药,空出 10～12 小时的无药期
透皮贴片	贴敷 10～12 小时后撤除,空出 10～12 小时的无药期
硝酸异山梨酯	
静脉点滴	连续点滴 10～12 小时后停药,空出 10～12 小时的无药期
口服平片	一天 3 次给药,每次给药间隔 5 小时:如 8 AM,1 PM,6 PM
	一天 4 次给药,每次给药间隔 4 小时:如 8 AM,12 AM,4 PM,8 PM
口服缓释制剂	一天 2 次给药:8 AM,2 PM

药物名称	给药方法
5-单硝酸异山梨酯	
口服平片	一天两次给药,间隔7～8小时;如8 AM,3 PM
口服缓释制剂	一天一次给药;如8AM

* AM:上午,PM:下午

(4)有研究表明,巯基供体类药物、β受体阻滞剂、他汀、ACEI或ARB,以及肼屈嗪等药物可能对预防硝酸酯的耐药性有益,同时这些又多是改善冠心病和心力衰竭预后的重要药物,因此提倡合并使用。在无硝酸酯覆盖的时段可加用β受体阻滞剂,Ca^{2+}拮抗剂等预防心绞痛和血管效应,心绞痛一旦发作可临时舌下含服硝酸甘油等终止发作。

四、药物间的相互作用

(一)药代动力学相互作用引起低血压

硝酸酯的药物相互作用主要是药代动力学方面的,如心绞痛三联疗法(硝酸酯、β阻滞剂和钙离子通道阻滞剂)可能因其降压作用相加导致低血压而减弱,这种反应的个体差异很大。有时仅用两种抗心绞痛药如地尔硫草和硝酸酯就可以引起中度低血压。另外常见的低血压反应是在急性心肌梗死,如发病早期ACEI与硝酸酯合用时,在下壁心肌梗死或与β阻滞剂或溶栓剂合用时。

(二)与西地那非(伟哥)相互作用

硝酸酯与西地那非合用可引起严重的低血压,以至于西地那非的药物说明书中将其合用列为禁忌证。西地那非的降低血压作用平均可以达到1.2～0.7 kPa(8.4/5.5 mmHg),当与硝酸酯合用时下降更多。性交的过程本身对心血管系统是增加负荷,若同时应用两药导致低血压时,偶可引起急性心肌梗死的发生。慎用西地那非的患者包括有心肌梗死史、卒中史、低血压、高血压22.7/14.7 kPa(170/110 mmHg)以及心力衰竭或不稳定心绞痛史者。当硝酸酯与西地那非合用发生低血压反应时,α受体阻滞剂或甚至肾上腺素的应用都有必要。近期服用西地那非的患者发生急性冠脉综合征包括不稳定心绞痛时,24小时内最好不要用硝酸酯以防止低血压不良反应的发生。

(三)大剂量时与肝素相互作用

在不稳定心绞痛硝酸酯与肝素合用时,肝素的用量有可能会加大,原因是静脉硝酸酯制剂常含有丙二醇,大剂量应用可引起肝素抵抗。如静脉硝酸甘油 $>350~\mu g/min$ 时,会见到上述反应,而低剂量如 $50\sim60~\mu g/min$ 或用二硝酸异山梨醇酯时,均未见到肝素抵抗现象。

(四)与 t-PA 的相互作用

有报告应用 t-PA 溶栓的过程中,如果静脉应用较大剂量硝酸甘油 $(>100~\mu g/min)$ 时,t-PA 疗效下降,再灌注率减低,临床事件增多,但尚需要更多的临床资料证实。

第四节　钙离子通道阻滞剂

钙离子通道(简称钙通道)阻滞剂(calcium channel blocker,CCB)是指在通道水平上,选择性地阻滞 Ca^{2+} 经细胞膜上的 Ca^{2+} 选择性通道进入细胞内,从而减少细胞内 Ca^{2+} 浓度的药物。其作用环节是阻滞 Ca^{2+} 的进入,而非拮抗 Ca^{2+} 的作用,所以也称之为钙进入阻滞剂。这类药在研究的早期被称为钙通道阻滞剂,尽管定义不准确,但长期以来被广大研究人员和临床工作者所接受和熟悉。故至今仍在许多文献中被沿用。

一、钙通道阻滞剂的发展简史

1967 年,在关于抗心绞痛药物普尼拉明(prenyiamine)的作用机制的研讨会上,德国的 Fleckenstein 第一次提出这类药物的作用涉及钙的概念,依据是普尼拉明可阻滞心肌钙依赖性的兴奋-收缩耦联。在随后的 3 年中,有关"钙"领域的研究逐渐升温。1970 年,在伦敦会议上集中讨论了钙在心脏中的作用,并以《钙与心脏》为书名出版了该次会议专辑,在专辑中正式采用了"钙通道阻滞剂"用语。

在此后的 30 多年中,不断有新的钙通道阻滞剂问世。对钙通道阻滞剂的深入研究不仅确立了该类药物在心血管疾病治疗中的重要位置,而且有力地促进了对钙通道的深入研究。随着膜片钳技术(patch clamp)的发展和分子生物学技术的介入,对钙通道及钙通道阻滞剂作用机制的研究取得了重大突破,从而在深度和广度上更促进了钙通道阻滞剂的研究。

二、钙通道阻滞剂的分类

钙通道阻滞剂在不同的发展阶段,分别根据化学结构、药理学特点、对钙通道离子转运的影响程度、组织特异性或临床应用、受体等均有过数种不同的分类方法。比较有影响的几种分类是:Fleckenstein 分类(1983)、Nayler 分类(1983)、世界卫生组织(WHO)的分类、IUPHAR 分类等。本节介绍 WHO 于 1987 年提出的按化学结构及其对钙通道的选择性进行的分类。

(一)对钙通道具有选择性的钙通道阻滞剂(共 3 类)

(1)苯烷胺类,临床常用维拉帕米(异搏定或戊脉安)。

(2)二氢吡啶类,临床常用有硝苯地平、非洛地平、尼莫地平、尼卡地平及氨氯地平等。

(3)苯并噻氮䓬类,临床常用有地尔硫䓬(硫氮䓬酮)。

(二)对钙通道不具选择性的钙通道阻滞剂(共两类)

(1)二苯哌嗪衍化物,临床常用有桂利嗪、氟桂利嗪等。

(2)普尼拉明衍化物,包括普尼拉明、芬地林等。

(三)其他的钙通道阻滞剂

如卡罗维林。此外尚有用于治疗精神病的氟司必林等。中药小檗碱、丹参也具有钙拮抗作用。

三、钙通道阻滞剂的药理作用

(一)对心脏的作用

1.负性肌力作用

钙通道阻滞剂阻滞经钙通道之 Ca^{2+} 内流,降低胞质内的游离 Ca^{2+} 浓度,故心肌收缩力相应减弱而呈负性肌力作用。心肌收缩力减弱时,心脏做功降低,心肌耗氧会相应减少。由于扩血管降压而导致的后负荷降低,也会显著降低心脏的氧耗。

钙通道阻滞剂的负性肌力作用是剂量依赖性的,在整体条件下,由于扩血管降压而引起的交感反射可部分抵消此作用,过度补偿反而出现正性肌力作用(如硝苯地平)。因此在离体和整体条件下作用不同,甚至相反。

钙通道阻滞剂的负性肌力作用是频率依赖性的。如维拉帕米,它与钙通道的细胞膜内侧结合,从内侧阻滞钙通道,因而在其发挥作用前必须通过钙离子通道进入细胞,所以,钙通道在单位时间内开放的次数越多(即心率越快),维拉帕米越容易进入细胞,对钙通道的阻滞作用就越强,负性肌力作用越明显,即表现为频率依赖性或使用依赖性。

钙通道阻滞剂的负性肌力作用是电压依赖性的,如硝苯地平,它与钙通道的细胞膜外侧结合,从外侧阻滞钙通道,因此频率依赖性较弱;另一方面,它主要抑制失活状态的通道,阻滞钙通道从失活态向静息态转变,而较正的膜电位(除极时)有利于钙通道阻滞剂与其作用部位的结合,所以长期处于除极的平滑肌(如高血压),钙通道阻滞剂的药理作用被增强。二氢吡啶类药物的电压依赖性有利于它们的血管选择性,特别是对病变的血管。已证明在相同的治疗剂量下。可使高血压患者的血压下降,而对正常血压的影响较小。

2.负性频率和负性传导作用

Ca^{2+}内流除构成心肌快反应细胞动作电位的平台期外,也为窦房结和房室结等慢反应细胞的动作电位形成所必需。慢反应细胞的 0 期去极化主要是由Ca^{2+}内流所产生的,故对钙通道阻滞剂敏感。

钙通道阻滞剂能抑制窦房结的放电频率、减慢心率,这种负性频率作用也常被扩管降压作用引起的交感反射所抵消。所以用本类药治疗窦性心动过速时疗效欠佳,仅在过量注射时才作用显著甚至引起窦性停搏。维拉帕米和地尔硫草能延长房室结不应期。延缓其传导,故临床上用于治疗折返引起的室上性心动过速。二氢吡啶类药物在整体用药时,不表现负性频率和负性传导作用。

3.对缺血心肌的保护作用

心肌细胞几乎全赖有氧代谢产生 ATP 以供细胞生存及做功的需要。ATP的产生和储存在线粒体内进行。线粒体也利用底物氧化中获得的能量将Ca^{2+}排出胞质中。

当心肌细胞缺血受损时,能量的产生发生障碍,钠泵与钙泵的功能降低。同时大量胞外液中的Ca^{2+}沿着浓度差移动,冲入细胞内并进入线粒体,造成细胞内(包括线粒体内)钙过荷,使线粒体用来产生 ATP 的能量不得不用来排出Ca^{2+}。Ca^{2+}对线粒体的冲击除消耗能量外,还会造成磷酸钙的沉着,导致左室的结构和功能受影响。钙通道阻滞剂能减少Ca^{2+}内流,有利于线粒体将堆积的Ca^{2+}排出,从而保护心肌功能与结构的正常。

心肌收缩所需能量来自 ATP 的水解,能量产生与细胞内的Ca^{2+}浓度和由Ca^{2+}激活的 ATP 酶关系密切。缺血时,线粒体内过多的Ca^{2+}加强 ATP 的分解,导致细胞内维持细胞生存所必需的高能磷酸键储存的耗竭。此外,缺血时过多的Ca^{2+}内流还能激活脂解酶,造成细胞膜磷脂分解,破坏膜的结构,导致脂肪酸异常代谢产物的堆积（包括自由基），从而容易引起心律失常。

钙通道阻滞剂能阻滞 Ca^{2+} 内流，阻止钙过荷，减少 ATP 的分解，降低异常代谢物质（包括自由基）在细胞内的堆积，因此对缺血心肌有保护作用。动物实验证明本类药物能缩小心肌梗死的范围并减少梗死时血中酶含量的变化。对心肌缺血再灌流时出现的心律失常，钙通道阻滞剂也有某种程度的预防作用。钙通道阻滞剂对心肌缺血的保护作用除以上原因外，还与它们能减少心肌做功，降低氧耗，扩张冠脉增加缺血区供血及抗血小板聚集等有关。

4.抗心肌肥厚作用

病理性左心室肥厚（LVH）被认为是独立的（非压力依赖性的）心血管病发病和病死的重要的危险因素。细胞内游离 Ca^{2+} 浓度增加，在心肌肥厚中起着重要作用。钙通道阻滞剂抑制 Ca^{2+} 内流，减少细胞内 Ca^{2+} 浓度，能明显逆转心肌肥厚。虽然钙通道阻滞剂舒张动脉而降低后负荷，但其逆转心肌肥厚的作用不能仅归于此。事实上，在用钙通道阻滞剂治疗高血压时，往往在血压尚未完全控制时已见心肌肥厚逆转。钙通道阻滞剂可减少某些重要的内源性生长因子的释放和/或拮抗它们的促生长作用，如血管紧张素Ⅱ、内皮素-1、儿茶酚胺等。

（二）对血管的作用

1.舒张血管平滑肌

钙通道阻滞剂通过其阻滞细胞膜上的慢通道而减少 Ca^{2+} 内流，因而能促使血管平滑肌舒张，对动脉平滑肌的舒张作用尤其明显，使外周阻力降低，降压作用明显。

本类药物对大小冠脉均有扩张作用，并改善侧支循环，其增加冠脉流量的作用以双氢吡啶类最强。尤其当冠脉处于收缩状态时.这种舒张作用更为明显。所以推测其对以冠脉痉挛为主的变异型心绞痛治疗效果尤其良好。由于本类药物在降低冠脉阻力的同时，还能减轻心脏的后负荷及减少心脏做功，从而改善了心肌对氧的供求关系，故对其他类型的心绞痛也有效。

本类药物也舒张脑、肾、肠系膜及肢体血管，用于治疗脑血管和周围血管痉挛性疾病。对静脉的作用小于对动脉的作用，故一般不增加静脉容量。

2.保护血管内皮细胞结构和功能的完整性

机体最大的器官——血管内皮细胞在血压调节中的重要作用，已成为血管生物学的关注焦点。血管内皮细胞合成并释放众多的血管活性物质（包括缩血管物质和舒血管物质），调节血管的功能和结构。尤其是许多重要的舒血管物质,如 EDRF(已证明主要是 NO)、前列环素(PGI_2)等甚为重要。近来发现的内皮素是极强的缩血管物质和生长因子。小动脉处也存在内皮依赖性调节机制,是调节血压和器官血流量的重要因素。

据报道,血管内皮细胞功能障碍,如 NO 合成能力明显降低,在高血压的发病中起着重要作用,在所有高血压动物模型及原发性高血压患者中,均见 NO 中介的血管舒张功能明显降低。这种血管内皮功能障碍不仅见于大的传输动脉,也见于阻力血管。

钙通道阻滞剂对血管内皮细胞有明显的保护作用。对自发性高血压大鼠,硝苯地平每天 10 mg/kg,用药 8 周,血压降低约 10%,血管对乙酰胆碱所引起的内皮依赖性舒张作用明显改善或完全矫正。维拉帕米(每天 20 mg/kg 体重,用药 8 周)对大鼠主动脉产生同样的内皮细胞保护作用。在冠心病患者,长期应用硝苯地平,血管内皮不再出现新的损伤。

3.抗动脉粥样硬化

动脉粥样硬化(AS)是一种复杂的、多病因性疾病,其结局是尸检时所见的钙化斑块。Ca^{2+} 参与 AS 过程的许多环节。

在动脉粥样硬化的动物模型及人中,均见钙通道阻滞剂有抗动脉粥样硬化作用,产生此作用的同时并不明显影响血浆胆固醇浓度。抗动脉粥样硬化作用所涉及的机制可能包括:保护血管内皮细胞的结构完整和功能正常,直接抑制平滑肌细胞的增生及迁移,抑制中性粒细胞和巨噬细胞的趋化活动,抑制多型核白细胞的功能,抑制或预防脂质氧化所致之损伤,抑制基质的合成,阻滞钙在斑块的蓄积。

4.抑制血管平滑肌(VSMC)增生

VSMC 的肥厚和/或增生是高血压、动脉粥样硬化等疾病中血管病变的基本特征。许多重要的生长因子,如血管紧张素 Ⅱ、血小板生长因子、内皮素等参与 VSMC 的肥厚和/或增生的病理过程,而 Ca^{2+} 参与和/或中介这些生长因子的作用。

VSMC 的增生和向内膜迁移是造成血管成型术后再狭窄的主要原因,在动物实验中,钙通道阻滞剂能明显抑制内膜增厚,延迟术后再狭窄的发生。

钙通道阻滞剂抑制 VSMC 增生的作用也是其抗动脉粥样硬化的重要机制之一。

四、临床常用的钙通道阻滞剂

(一)Ⅰa类(二氢吡啶类)

1.硝苯地平

硝苯地平(商品名:心痛定)是第一代的二氢吡啶类钙通道阻滞剂,它不是硝酸盐,其分子中的 NO_2 基团对其药理作用并不重要。

(1)药理作用:主要有以下两方面。

扩张血管:硝苯地平对冠状动脉和外周血管平滑肌的舒张作用非常突出,对处于校正膜电位(相对除极)的血管平滑肌(如高血压、冠心病时)的舒张作用尤为明显。硝苯地平对血管的作用强于其对心脏的作用,如在血液灌流的房室结标本,维拉帕米增加房室结动脉血流的作用与其延长房室传导的作用基本平行,相比之下,硝苯地平增加血流的作用与延长传导的作用强度比值为10,即强10倍。这种效应也被称为血管选择性。在第一代钙通道阻滞剂中,只有硝苯地平具有明显的血管选择性。某些新的二氢吡啶类药物的血管选择性更为突出,如尼索地平的相对比值为1 000,见表2-5。

表2-5 钙通道阻滞剂的血管选择性(心脏 IC_{50}/血管 IC_{50})

大约比值	钙通道阻滞剂
1	维拉帕米,地尔硫䓬
10	硝苯地平
100	非洛地平,尼卡地平,尼群地平,氨氯地平
1 000	尼索地平

对心脏的作用:临床用量的硝苯地平对房室结的直接抑制作用很弱,而扩管降压所引起的反射性交感张力增加足以掩盖或超过其直接作用,故房室传导可表现为加速而不是抑制。高浓度的硝苯地平(1 mol/L)可抑制动作电位的平台期,延长房室结的不应期。

与维拉帕米不同,由于对心脏,特别是传导系统的电生理无明显影响,所以缺乏抗心律失常作用。

(2)药动学:口服或舌下含服普通制剂的硝苯地平后,吸收率>90%,生物利用度在65%以上,血浆蛋白结合率约90%。舌下含服3分钟,口服20分钟后出现抗高血压作用。舌下含服20~30分钟,口服1~2小时后血浓达高峰,作用持续时间6~8小时。本药对光敏感,故不能做成溶液做静脉注射用。主要代谢途径是经过氧化,其代谢产物没有药理活性,也不致在体内蓄积。血浆浓度达20~

300 ng/mL 时产生临床效应。老年人首过消除少,半衰期增加,故其用量应减半。肝病患者半衰期延长,肾衰竭患者的药物剂量和代谢无变化。

(3)不良反应:使用普通制剂的硝苯地平。不良反应的发生率为 17%,包括头痛、面红、心悸、踝部水肿、眩晕、恶心呕吐、乏力、精神不振等,多数不良反应由其强而快速的扩管作用所致。另有研究报道,在心绞痛患者中,不良反应的发生率约 40%,至少有一种与治疗有关的症状,仅眩晕的发生率>10%。硝苯地平可致钠潴留,合用利尿药可以防止。长期单用硝苯地平治疗,约 4.7% 的患者因不良反应停药。

2.氨氯地平

氨氯地平的作用特点是:①作用时间长,每天用药 1 次即可。②起效缓慢,可减轻由快速扩管所致的心动过速、头痛、面红。③能较好耐受。④生物利用度高,剂量间血药浓度的峰谷波动小,既能在 24 小时内较好控制血压,又可减少在此期间因血压波动所致器官损伤。

(1)药理作用:与其他二氢吡啶类相似,只是起效慢,维持时间长。扩血管作用主要表现在外周动脉及冠脉系统,反射性心动过速极弱或无。缓慢扩张肾动脉,逆转血管紧张素Ⅱ所致的肾小球滤过率降低,与其他二氢吡啶类药一样具有轻度利尿作用。这可能是其强扩管却不致水潴留的原因。其明显增加慢性稳定型心绞痛患者的运动耐量,减少心绞痛的发作次数,减少硝酸甘油的用量。

(2)药动学:口服吸收完全,不受食物影响,生物利用度高(约 65%),无首过效应。表观分布容积大(静脉注射,21 L/kg),与血浆蛋白结合率高(98%)。主要在肝脏代谢,无活性产物生成。6~8 小时达血浆峰浓,血浆半衰期长,正常血压者 36 小时,高血压者 45~50 小时;老人及肝功能受损者排出延长,肾功能受损者无影响。

3.尼群地平

第二代钙通道阻滞剂中,此药与硝苯地平最相似。短程治疗比较,血管选择性约为硝苯地平的 10 倍,扩张外周血管的作用较硝苯地平强,但对冠脉的作用较弱,对窦房结和房室结传导无明显影响。在心绞痛患者中,两药产生相同的血流动力学变化。本药有明显的利尿作用。高血压患者用尼群地平 20 mg,每天 2 次,见全身血管阻力降低,降压作用温和而持久。其半衰期较长,长期用药血药浓度不再增加,在体内无活性代谢产物。用其长期治疗高血压,最常见的不良反应是头痛、面红、眩晕(10%~20%)、外周水肿(6%~15%)、疲倦(5%~10%)。

4.尼莫地平

尼莫地平对冠脉和外周血管很少有作用,其亲脂性比硝苯地平大,故穿过血脑屏障的作用较硝苯地平强,对脑血管有较强的扩张作用。在降压作用不明显或相对较h就表现出对脑血管的舒张作用,在许多脑缺血、脑缺氧的实验中,均证明它们对脑细胞有保护作用,见其在治疗量逆转脑血管痉挛,增加脑血流量,改善脑循环。临床试验表明,对蛛网膜下腔出血的急性缺血性卒中,尼莫地平能缓解脑血管痉挛,减少神经症状及病死率。尼莫地平用于脑血管疾病和蛛网膜下腔出血,其不良反应的发生率低,与安慰剂比分别为 21％和 25％。

(二)Ⅰb类(硫氮䓬类)

代表药物为地尔硫䓬。

1.药理作用

(1)心脏抑制作用:对心脏表现为轻度的负性肌力和负性频率作用。地尔硫䓬的心脏电生理效应与维拉帕米类似,能阻断除极化的浦氏纤维的自发放电,抑制房室结传导及延长不应期。地尔硫䓬直接减慢心率的作用较强,对病窦综合征患者表现出更明显的抑制作用。

(2)冠脉扩张作用:地尔硫䓬对大的冠状动脉和侧支循环均有扩张作用。许多动物实验表明,在冠脉阻塞后,地尔硫䓬使血流重新分配而改善缺血心肌灌流,使抬高的 ST 段有所降低并改善心功能,抑制室性期前收缩,延长存活时间。临床证明,地尔硫䓬可使患者冠脉扩张,心排出量、静脉回流和心率均下降。

(3)扩管降压:地尔硫䓬扩张外周血管,降低全身血管阻力,降低血压。地尔硫䓬在降低血压的同时对脉压差无明显影响,提示其同时降低收缩压和舒张压。由于其明显降低心脏负荷,尽管对心脏做功略有抑制,但还不至于使充血性心力衰竭症状进一步恶化。

2.药动学

地尔硫䓬口服吸收较完全(达 80％),有较强的首过效应,生物利用度仅约40％。但长期用药后,肝脏脱甲基和脱乙酰基作用饱和,绝对生物利用度增加,代谢产物去乙酰地尔硫䓬的生物活性约为原型的 40％。用药后 15～30 分钟在血浆中出现,30 分钟后达高峰,血浆蛋白结合率近 90％,分布容积约为 5 L/kg,血浆半衰期约为 5 小时。老年人肝血流减少,肝清除率降低,峰浓增加,持续时间延长。

3.不良反应

地尔硫䓬对外周和心脏的作用居于硝苯地平和维拉帕米之间,不良反应的发生率约 4％,三者中最低,主要表现为头昏、头痛、面红及胃肠不适。

(三)ⅠC类(苯烷胺类)

代表药物是维拉帕米。维拉帕米是人工合成的罂粟碱衍化物,是最早被研究的钙通道阻滞剂,又称戊脉胺。商品名异搏定。

1.药理作用

(1)对心脏的抑制作用:维拉帕米的负性频率、负性传导及负性肌力作用是所有钙通道阻滞剂中最明显的,能降低慢反应组织的舒张期自动去极化速率,使窦房结的发放频率减慢。过高浓度甚至可使窦房结和房室结的电活动消失。抑制慢反应动作电位的上升速率,使传导减慢,此作用在房室结表现得较明显,减慢房室传导是其治疗室上性心动过速的机制所在。

(2)维持或增加冠脉血流:维拉帕米扩张冠状动脉,增加冠脉血流量。

(3)扩管降压:维拉帕米对外周血管具有明显的扩张作用,使外周阻力降低,平均动脉压下降,由此产生的心脏氧耗降低对冠心病患者是有利的。

(4)对非血管平滑肌的作用:明显抑制非血管平滑肌的收缩活动,如抑制胃肠道平滑肌,引起便秘。

2.药动学

维拉帕米口服几乎完全吸收(>90%),但由于通过肝脏时的首过效应,无论是常规制剂或控释剂,生物利用度仅25%~30%,如果长期应用,生物利用度增加。血浆峰浓度出现于用药后1~3小时,取决于年龄,此峰浓与其产生心血管作用有关。其血药浓度个体差异大,且难以预料,长期用药清除率降低,血药浓度可增加两倍,提示应适当减量以避免不良反应。静脉注射,绕过开始的肝脏首过效应,不仅用量小,且起效快(5分钟),持续久(4~6小时)。因口服后首先经肝脏代谢,故欲得到与静脉注射相等的治疗效果,口服剂量要比静脉注射剂量大8~10倍才能达到相应的血浆浓度。分布容积大(4 L/kg),个体差异大。肥胖者分布容积增加,清除半衰期延长。

药物在肝脏产生多种代谢产物,其中去甲基维拉帕米为活性代谢产物,其血药浓度与母体药物成正比,血流动力学效应和冠脉扩张作用强度约为母体药物的20%。总清除率很大程度上取决于肝脏血流及功能,在严重肝病(如肝硬化)药物清除率降低,排除时间延长,需减少用量。

3.不良反应

不良反应中便秘最常见,房室传导阻滞则最严重。使用维拉帕米的主要禁忌证为:重度心力衰竭、病窦综合征、2~3度房室传导阻滞。

4.药物相互作用

增加地高辛的血清浓度,减少奎尼丁和环孢霉素的清除,药酶诱导剂可降低维拉帕米的生物利用度。

第三章

呼吸科常用药

第一节 镇咳、祛痰药

一、镇咳药

咳嗽动作是因各种刺激作用于不同的感受器,主要通过迷走神经及运动神经传入中枢神经系统,再经迷走神经及运动神经将信息传向至喉头肌及参与咳嗽动作的骨骼肌等,以完成咳嗽动作。一般把抑制咳嗽反射活动中枢环节的药物称为中枢性镇咳药,如咖啡因、福尔可定及右美沙芬;抑制中枢以外的其他环节者称为外周性镇咳药;有的药物兼有中枢和外周两种作用,如苯丙哌林、喷托维林及复方甘草合剂等。

(一)应用原则与注意事项

1.应用原则

(1)因过敏引起的咳嗽应选用抗过敏药物,如苯海拉明、氯雷他定、西替利嗪等。

(2)因普通感冒、咽喉炎引起的咳嗽,如果咳嗽较轻、干咳、痰量少,可选复方甘草合剂等;如咳嗽剧烈、频繁、夜间加重或已经影响睡眠,可选可待因、右美沙芬等。

2.注意事项

(1)对轻度的咳嗽一般无须应用镇咳药。对于无痰而剧烈的干咳,或有痰且过于频繁的剧烈咳嗽,可适当地应用镇咳药,以缓解咳嗽。

(2)选用镇咳祛痰复方制剂进行治疗时,最好只选一种药物。

(3)含可待因或其他阿片类的镇咳制剂一般不宜给儿童应用,1岁以下的儿童更应完全不用。

(4)当肺癌出现异常痛苦的咳嗽时,可应用吗啡、美沙酮等吗啡受体激动剂;但在其他原因所致的咳嗽因可引起痰液潴留、抑制呼吸以及成瘾性,则属禁忌。

(5)妊娠3个月内的妇女忌用右美沙芬,另外磷酸可待因可透过胎盘,使胎儿成瘾,应慎用;磷酸可待因还可自乳汁中排出,哺乳期妇女慎用。

(6)肝功能不全时因肝脏不能将铵离子转化为尿素而容易中毒,此时禁用氯化铵;肾功能不全时也禁用。

(二)可待因(Codeine)

1.其他名称

甲基吗啡,克斯林,新泰洛其,可非,奥亭。

2.药理作用

本药具有镇咳、抑制支气管腺体的分泌、中枢性镇痛、镇静作用。

3.药动学

本药口服后较易经胃肠道吸收,吸收后主要分布于肺、肝、肾和胰脏中,血浆蛋白结合率约为25%。易于透过血-脑脊液屏障,也能透过胎盘屏障。本药在体内经肝脏代谢,半衰期为2.5～4小时,其代谢产物主要经肾随尿液排出。

4.适应证

(1)用于各种原因引起的剧烈干咳和刺激性咳嗽(尤其适合于伴有胸痛的剧烈干咳)。

(2)用于中度以上疼痛时镇痛。

(3)用于局麻或全麻时镇静。

5.用法、用量

(1)成人:口服,一次15～30 mg,一天2～3次;极量为一次100 mg,一天250 mg。

(2)儿童:口服,镇痛时一次0.5～1 mg/kg,一天3次;镇咳时用量为镇痛剂量的1/3～1/2。

(3)肾功能不全患者:口服,肌酐清除率(Ccr)不低于50 mL/min者不必调整剂量;Ccr为10～50 mL/min者给予常规剂量的75%;Ccr低于10 mL/min者给予常规剂量的50%。

(4)肝功能不全患者:口服,本药的吗啡样作用时间延长,需要调整剂量,但目前尚无具体的剂量调整方案。

6.不良反应

常见幻想,呼吸微弱、缓慢或不规则,心率或快或慢;少见惊厥,耳鸣,震颤或不能自控的肌肉运动,荨麻疹、瘙痒、皮疹或脸肿等变态反应;长期应用产生依赖性,常用量引起依赖性的倾向较其他吗啡类弱,典型症状为食欲减退、腹泻、牙痛、恶心、呕吐、流涕、寒战、打喷嚏、打呵欠、睡眠障碍、胃痉挛、多汗、衰弱无力、心率增速、情绪激动或原因不明的发热。

7.禁忌证

对本药或其他阿片衍生物类药物过敏者、呼吸困难者、昏迷患者、痰多的患者禁用。

8.药物相互作用

(1)与解热镇痛药合用有协同镇痛作用,可增强止痛效果。

(2)与抗胆碱药合用可加重便秘或尿潴留等不良反应。

(3)与美沙酮或其他吗啡类药合用可加重中枢性呼吸抑制作用。

(4)在服用本药的14天内若同时给予单胺氧化酶抑制药,可导致不可预见的、严重的不良反应。

(5)与西咪替丁合用能诱发精神错乱、定向力障碍和呼吸急促。

9.注意事项

(1)本药属麻醉药,使用应严格遵守国家麻醉药品管理条例。

(2)本药不能静脉给药。口服给药宜与食物或牛奶同服,以避免胃肠道反应。

(3)由于本药能抑制呼吸道腺体分泌和纤毛运动,故对有少量痰液的剧烈咳嗽宜合用祛痰药。

(4)药物过量的处理:①对呼吸困难者应给予吸氧,对呼吸停止者应给予人工呼吸;②经诱导呕吐或洗胃使胃内药物排出;③给予阿片拮抗药(如纳洛酮单剂量 400 μg,静脉给药);④给予静脉补液和/或血管升压药。

10.特殊人群用药

本药可透过胎盘,使胎儿成瘾,引起新生儿的戒断症状(如过度啼哭、打喷嚏、打呵欠、腹泻、呕吐等)。美国 FDA 对本药的妊娠安全性分级为 C 级,如果长时期或高剂量使用则为 D 级。本药可经乳汁分泌,有导致新生儿肌力减退和呼吸抑制的危险,哺乳期妇女应慎用。

(三)福尔可定(Pholcodine)

1.其他名称

奥斯灵,澳特斯,福必安,福可定,吗啉吗啡。

2.药理作用

本药为中枢性镇咳药,可选择性地作用于延髓咳嗽中枢,并有镇静和镇痛作用。

3.药动学

口服吸收良好,生物利用度约为40%,血浆蛋白结合率约为10%。代谢及消除缓慢,消除半衰期约为37小时。

4.适应证

用于剧烈干咳和中等程度的疼痛。

5.用法、用量

口服,成人每次5～10 mg,每天3次。儿童5岁以上的儿童每次2.5～5 mg,每天3次;1～5岁的儿童每次2～2.5 mg,每天3次。极量为每天60 mg。

6.不良反应

偶见恶心、嗜睡等;大剂量可引起烦躁不安及运动失调。

7.禁忌证

对本药有耐受性者,痰多及患有严重的高血压、冠心病的患者禁用。

8.药物相互作用

与单胺氧化酶抑制剂合用可致血压升高,故两药禁止合用。

9.注意事项

(1)避免将本药与其他拟交感神经药(如食欲抑制药、苯丙胺、抗高血压药及其他抗组胺药)合用。

(2)长期使用可致依赖性。

(3)严重的肝、肾功能损害者需调整剂量。

10.特殊人群用药

妊娠期间服用本药的安全性尚未确立,故孕妇慎用。

(四)右美沙芬(Dextromethorphan)

1.其他名称

洛顺,普西兰,瑞凯平,双红灵,可乐尔。

2.药理作用

本药通过抑制延髓咳嗽中枢而发挥中枢性镇咳作用。无镇痛作用,长期应用未见耐受性和成瘾性。治疗剂量不抑制呼吸。

3.药动学

口服吸收良好,15～30分钟起效,作用持续3～6小时;皮下或肌内注射后吸收迅速,镇咳作用的平均起效时间为30分钟。本药在肝脏代谢,原形药及代谢物主要由肾脏排泄。

4.适应证

用于干咳,适用于感冒、咽喉炎以及其他上呼吸道感染时的咳嗽。

5.用法、用量

(1)成人:一次10～15 mg,一天3～4次。

(2)儿童:①一般用法:2岁以下儿童的剂量未定;2～6岁一次2.5～5 mg,一天3～4次;6～12岁一次5～10 mg,一天3～4次。②咀嚼片:一天1 mg/kg,分3～4次服用。③糖浆剂:2～3岁一次4.5～5.25 mg,一天3次;4～6岁一次6～7.5 mg,一天3次;7～9岁一次7.5～9 mg,一天3次;10～12岁一次10.5～12 mg,一天3次。

6.不良反应

头晕、头痛、嗜睡、易激动、嗳气、食欲减退、便秘、恶心、皮肤过敏,停药后上述反应可自行消失。过量可引起神志不清、支气管痉挛、呼吸抑制。

7.禁忌证

对本药过敏者、有精神病病史者、正服用单胺氧化酶抑制剂的患者、妊娠早期妇女禁用。

8.药物相互作用

(1)胺碘酮可提高本药的血药浓度。

(2)与氟西汀、帕罗西汀合用可加重本药的不良反应。

(3)与单胺氧化酶抑制药合用时可出现痉挛、反射亢进、异常发热、昏睡等症状。

(4)与阿片受体阻滞剂合用可出现戒断综合征。

(5)乙醇可增强本药的镇静及中枢抑制作用。

9.注意事项

(1)本药的缓释片不要掰碎服用,缓释混悬液服用前应充分摇匀。

(2)用药后的患者应避免从事高空作业和汽车驾驶等操作。

(3)毒性剂量会引起嗜睡、共济失调、眼球震颤、惊厥、癫痫发作等。对此可采取吸氧、输液、排出胃内容物等,必要时静脉注射盐酸纳洛酮0.005 mg/kg以对抗抑郁,癫痫发作时可用短效巴比妥类药物。

10.特殊人群用药

(1)孕妇及哺乳期妇女:有资料表明本药可影响早期胎儿的发育,故妊娠早期妇女禁用,妊娠中、晚期孕妇慎用。美国 FDA 对本药的妊娠安全性分级为 C 级。哺乳期妇女慎用。

(2)老年人:剂量酌减。

(五)苯丙哌林(Benproperine)

1.其他名称

咳快好,咳福乐,咳哌宁,可立停,刻速清。

2.药理作用

本品为非麻醉性镇咳药,主要阻断肺及胸膜感受器的传入感觉神经冲动,同时也直接对镇咳中枢产生抑制作用,并具有罂粟碱样平滑肌解痉作用。

3.药动学

口服易吸收,服后 15~20 分钟生效,作用持续 4~7 小时。本药缓释片吸收进入血液的速度与体内代谢的速度相当,且释放速度与吸收同步。

4.适应证

用于治疗感染(包括急、慢性支气管炎)、吸烟、刺激物、过敏等原因引起的咳嗽,对刺激性干咳效佳。

5.用法、用量

口服,一次 20~40 mg(以苯丙哌林计),一天 3 次;缓释片为一次 40 mg(以苯丙哌林计),一天 2 次。

6.不良反应

服药后可出现一过性口、咽部发麻的感觉,偶有口干、头晕、嗜睡、食欲缺乏、胃部烧灼感、全身疲乏、胸闷、腹部不适、皮疹等。

7.禁忌证

对本药过敏者禁用。

8.药物相互作用

尚不明确。

9.注意事项

(1)因本药对口腔黏膜有麻醉作用,故服用片剂时宜吞服或用温水冲溶后口服,切勿嚼碎。

(2)服药期间若出现皮疹,应停药。

10.特殊人群用药

(1)动物实验虽未发现致畸作用,但本药在妊娠期间的用药安全性尚未确定,孕妇应慎用。虽未见本药在乳汁中排出的报道,但哺乳期妇女应慎用。

(2)儿童用药时酌情减量。

(六)喷托维林(Pentoxyverine)

1.其他名称

咳必清,鲁明贝宁,托可拉斯,枸橼酸维静宁,维静宁。

2.药理作用

本药为人工合成的非成瘾性中枢性镇咳药,对咳嗽中枢有选择性抑制作用。除对延髓的呼吸中枢有直接抑制作用外,还有微弱的阿托品样作用和局麻作用,吸收后可轻度抑制支气管内感应器,减弱咳嗽反射,并可使痉挛的支气管平滑肌松弛,降低气道阻力,故兼有末梢镇咳作用。其镇咳作用的强度约为可待因的1/3。

3.药动学

口服易吸收,在20～30分钟内起效,一次给药作用可持续4～6小时。药物吸收后部分由呼吸道排出。

4.适应证

适用于多种原因(如急、慢性支气管炎等)引起的无痰干咳,也可用于百日咳。

5.用法、用量

(1)成人:口服,一次25 mg,一天3～4次。

(2)儿童:5岁以上一次6.25～12.5 mg,一天2～3次。

6.不良反应

可导致轻度头晕、头痛、嗜睡、眩晕、口干、恶心、腹胀、便秘及皮肤过敏等不良反应。

7.禁忌证

呼吸功能不全者、心力衰竭患者、因尿道疾患而致尿潴留者、孕妇、哺乳期妇女禁用。

8.药物相互作用

马来酸醋奋乃静、异戊巴比妥、溴哌利多、溴苯那敏、布克力嗪、丁苯诺啡、丁螺环酮、水合氯醛等可增加本药的中枢神经系统和呼吸系统抑制作用。

9.注意事项

(1)痰多者使用本药宜与祛痰药合用。

(2)服药后禁止驾车及操作机器。

(3)药物过量可出现阿托品中毒样反应,如烦躁不安、癫痫样发作、精神错乱等,还可见面部及皮肤潮红、瞳孔散大、对光反射消失、腱反射亢进等症状。

10.特殊人群用药

(1)儿童用药时酌情减量。

(2)孕妇、哺乳期妇女禁用。

(七)复方甘草合剂(Brown Mixture)

1.其他名称

复方甘草(合剂),布拉崭,阿片酊,甘草流浸膏,八角茴香油。

2.药理作用

本品中的甘草流浸膏为保护性祛痰剂;酒石酸锑钾为恶心性祛痰药;复方樟脑酊为镇咳药;甘油、浓氨溶液、乙醇均为辅料,可保持制剂稳定,防止沉淀生成及析出。

3.药动学

尚不明确。

4.适应证

用于上呼吸道感染、支气管炎和感冒时所产生的咳嗽及咳痰不爽。

5.用法、用量

口服,一次 5~10 mL,一天 3 次,服时振摇。

6.不良反应

有轻微的恶心、呕吐反应。

7.禁忌证

(1)孕妇及哺乳期妇女禁用。

(2)对本品过敏者禁用。

8.药物相互作用

(1)服用本品时注意避免同时服用强力镇咳药。

(2)如正在服用其他药品,使用本品前请咨询医师或药师。

9.注意事项

(1)若本品服用 1 周症状未缓解,请咨询医师。

(2)胃炎及胃溃疡患者慎用。

（3）如服用过量或发生严重不良反应时应立即就医。

（4）慢性阻塞性肺疾病（COPD）合并肺功能不全者慎用。

（5）请将此药品放在儿童不能接触的地方。

10.特殊人群用药

（1）孕妇及哺乳期妇女禁用。

（2）儿童用量请咨询医师或药师,儿童必须在成人的监护下使用。

（八）药物特征比较

1.药理作用比较

上述镇咳药物因结构和剂型不同,其药理作用特征各异,具体药物的药理作用特点详见表3-1。

表 3-1　镇咳药物的药理作用比较

药理作用	可待因	福尔可定	右美沙芬	苯丙哌林
延髓咳嗽中枢	+++	+++	+++	++++ （可待因的2～4倍）
支气管内感应器	−	−	−	+
支气管腺体	+	+	+	−
支气管平滑肌	−	−	−	++
呼吸中枢	++			
镇痛	++ （吗啡的1/10～1/7）	++	−	−

注:+代表作用强度;−代表未有相应的药理作用

2.主要不良反应比较

镇咳药物的中枢神经系统不良反应多见,如亢奋、眩晕、嗜睡、头痛、神志模糊、疲劳等;消化系统症状也较多见,如胃部不适、恶心、便秘等。

（1）可待因:心理变态或幻想,长期应用可引起药物依赖性;呼吸微弱、缓慢或不规则;恶心、呕吐,大剂量服药后可发生便秘;心律失常;瘙痒、皮疹或颜面肿胀。

（2）福尔可定:嗜睡,大剂量可引起烦躁不安及运动失调,长期使用可致依赖性;恶心。

（3）右美沙芬:常见亢奋,有时出现头痛、头晕、失眠,偶见轻度嗜睡;偶有抑制呼吸现象;常见胃肠道紊乱,少见恶心、呕吐、便秘、口渴;皮疹。

（4）苯丙哌林:头晕、嗜睡;口干、食欲缺乏、胃部灼烧感、腹部不适;皮疹。

(5)喷托维林:轻度头晕、头痛、嗜睡、眩晕;口干、恶心、腹胀、便秘;皮肤过敏。

二、祛痰药

在正常情况下,呼吸道内不断有小量分泌物生成,形成一薄层黏液,起到保护作用,并参与呼吸道的清除功能。在呼吸道炎症等病理情况下,分泌物发生质和量的改变,刺激黏膜下感受器使咳嗽加重;大量痰液还可阻塞呼吸道引起气急,甚至窒息;由于痰液是良好的培养基,有利于病原体滋生引起继发性感染,此时促使痰液排出就是重要的治疗措施之一。

祛痰药主要包括黏液溶解药及刺激性祛痰药(又称恶心性祛痰药)。前者使痰液中的黏性成分分解或黏度下降,使痰易于排出,如溴己新、氨溴索、乙酰半胱氨酸、羧甲司坦等;后者刺激胃黏膜反射性引起气道分泌较稀的黏液稀化痰液,使痰易于排出,如氯化铵、远志等。

(一)应用原则与注意事项

1.应用原则

普通感冒、喉炎引起的咳嗽一般以干咳多见,即使有痰,也一般为透明、白色或水样痰;如痰液为黄、棕色和绿色则表明存在细菌感染;咳粉红色泡沫痰则表明可能存在心脏病,咳嗽伴咯血或痰中带血可能为支气管扩张、肺结核或肺癌。应根据不同疾病的痰液特点选择祛痰药,如黏稠痰或痰量较多可选氨溴索或桃金娘油,如有脓性痰则应选用乙酰半胱氨酸或糜蛋白酶。

2.注意事项

(1)祛痰药大多仅对咳痰症状有一定作用,在使用时还应注意咳嗽、咳痰的病因。

(2)黏液溶解药不可与强镇咳药合用,因为会导致稀化的痰液堵塞气道。

(3)祛痰药基本都对胃黏膜有刺激作用,胃炎及胃溃疡患者应慎用。

(二)溴己新(Bromhexine)

1.其他名称

必嗽平,赛维,必消痰,傲群,亿博新。

2.药理作用

本药是从鸭咀花碱(vasicine)得到的半合成品,具有减少和断裂痰液中黏多糖纤维的作用,使痰液黏度降低、痰液变薄、易于咳出。还能抑制黏液腺和杯状细胞中酸性糖蛋白的合成,使痰液中的唾液酸(酸性黏多糖的成分之一)含量减少,痰液黏度下降,有利于痰咳出。此外,本药的祛痰作用尚与其促进呼吸道黏膜的纤毛运动及具有恶心性祛痰作用有关。

3.药动学

本药口服吸收迅速而完全,1 小时血药浓度达峰值,并在肝脏中广泛代谢,消除半衰期为 6.5 小时。口服本药后的 24 小时内和 5 天内,经尿液排出的药量大约分别为口服量的 70％和 88％,其中大部分为代谢物形式,仅少量为原形。另有少许经粪便排出。

4.适应证

主要用于急、慢性支气管炎,肺气肿,哮喘,支气管扩张,硅沉着病等痰液黏稠而不易咳出的症状。

5.用法、用量

(1)成人。①口服给药:一次 8～16 mg,一天 3 次。②肌内注射:一次 4～8 mg,一天 2 次。③静脉注射:一次 4～8 mg,加入 25％葡萄糖注射液 20～40 mL 中缓慢注射。④静脉滴注:一次 4～8 mg,加入 5％葡萄糖注射液 250 mL 中滴入。⑤气雾吸入:0.2％溶液一次 0.2 mL,一天 1～3 次。

(2)儿童:口服给药,一次 4～8 mg,一天 3 次。

6.不良反应

(1)轻微的不良反应有头痛、头昏、恶心、呕吐、胃部不适、腹痛、腹泻,减量或停药后可消失。

(2)严重的不良反应有皮疹、遗尿。

(3)使用本药期间可有血清氨基转移酶一过性升高的现象。

7.禁忌证

对本药过敏者禁用。

8.药物相互作用

本药能增加四环素类抗生素在支气管中的分布浓度,合用可增强抗菌疗效。

9.注意事项

(1)本药宜在饭后服用。

(2)国外有多种与抗生素联合制成的复方制剂,对急、慢性支气管炎,肺炎,扁桃体炎,咽炎等呼吸道感染疾病的疗效比单用抗生素好。

10.特殊人群用药

孕妇及哺乳期妇女慎用。

(三)氨溴索(Ambroxol)

1.其他名称

沐舒坦,菲得欣,伊诺舒,兰勃素,美舒咳。

2.药理作用

本药为溴己新在人体内的代谢产物,为黏液溶解剂,作用比溴己新强。能增加呼吸道黏膜浆液腺的分泌,减少和断裂痰液中的黏多糖纤维,使痰液黏度降低,痰液变薄,易于咳出。本药还可激活肺泡上皮Ⅱ型细胞合成表面活性物质,降低黏液的附着力,改善纤毛与无纤毛区的黏液在呼吸道中的输送,以利于痰液排出,达到廓清呼吸道黏膜的作用,直接保护肺功能。另外,本药有一定的止咳作用,镇咳作用相当于可待因的 1/2。

3.药动学

本药口服吸收迅速而完全,0.5～3 小时血药浓度达峰值。主要分布于肺、肝、肾中,血浆蛋白结合率为 90%,生物利用度为 70%～80%。本药主要在肝脏代谢,90% 由肾脏清除,半衰期约为 7 小时。

4.适应证

适用于急、慢性呼吸系统疾病(如急、慢性支气管炎,支气管哮喘,支气管扩张,肺结核,肺气肿,肺尘埃沉着症等)引起的痰液黏稠、咳痰困难。本药注射剂亦可用于术后肺部并发症的预防性治疗及婴儿呼吸窘迫综合征(IRDS)的治疗。

5.用法、用量

(1)成人。①片剂、胶囊、口服液:一次 30 mg,一天 3 次,餐后口服。长期服用可减为一天 2 次。②缓释胶囊:一次 75 mg,一天 1 次,餐后口服。③雾化吸入:一次 15～30 mg,一天 3 次。④静脉注射:一次 15 mg,一天 2～3 次,严重病例可以增至一次 30 mg。每 15 mg 用 5 mL 无菌注射用水溶解,注射应缓慢。⑤静脉滴注:使用本药的氯化钠或葡萄糖注射液,一次 30 mg,一天 2 次。

(2)儿童。

口服溶液:12 岁以上的儿童一次 30 mg,一天 3 次;5～12 岁一次 15 mg,一天 3 次;2～5 岁一次 7.5 mg,一天 3 次;2 岁以下的儿童一次 7.5 mg,一天 2 次。餐后口服,长期服用者可减为一天 2 次。

缓释胶囊:按一天 1.2～1.6 mg/kg 计算。

静脉注射:①术后肺部并发症的预防性治疗:12 岁以上一次 15 mg,一天 2～3 次,严重病例可以增至一次 30 mg;6～12 岁一次 15 mg,一天 2～3 次;2～6 岁一次 7.5 mg,一天 3 次;2 岁以下一次 7.5 mg,一天 2 次。以上注射均应缓慢。

②婴儿呼吸窘迫综合征:一天 30 mg/kg,分 4 次给药,应使用注射泵给药,静脉注射时间至少为 5 分钟。

静脉滴注:12 岁以上的儿童一次 30 mg,一天 2 次。

6.不良反应

(1)中枢神经系统:罕见头痛及眩晕。

(2)胃肠道:可见上腹部不适、食欲缺乏、腹泻,偶见胃痛、胃部灼热、消化不良、恶心、呕吐。

(3)变态反应:极少数患者有皮疹,罕见血管性水肿,极少数病例出现严重的急性变态反应。

(4)其他:本药通常有良好的耐受性,有报道显示快速静脉注射可引起腰部疼痛和疲乏无力感。

7.禁忌证

对本药过敏者禁用。

8.药物相互作用

(1)本药与抗生素(如阿莫西林、阿莫西林/克拉维酸、氨苄西林、头孢呋辛、红霉素等)合用可升高后者在肺组织内的分布浓度,有协同作用。

(2)本药与 β_2 肾上腺素受体激动剂、茶碱等支气管扩张药合用时有协同作用。

9.注意事项

(1)本药注射液不宜与碱性溶液混合,在 pH>6.3 的溶液中可能会导致产生氨溴索游离碱沉淀。

(2)避免同服阿托品类药物。

(3)避免联用强力镇咳药,因咳嗽反射受抑制时易出现分泌物阻塞。

10.特殊人群用药

建议妊娠早期的妇女不予采用,妊娠中、晚期的妇女慎用。本药可进入乳汁中,哺乳期妇女慎用。

(四)乙酰半胱氨酸(Acetylcysteine)

1.其他名称

富露施,美可舒,莫咳,痰易净,易咳净。

2.药理作用

本药为黏液溶解剂,具有较强的黏液溶解作用。其分子中所含的巯基(—SH)能使痰液中糖蛋白多肽链的二硫键(-S-S-)断裂,从而降低痰液的黏滞性,并使痰液化而易咳出。本药还能使脓性痰液中的 DNA 纤维断裂,因此不仅能溶解白色黏痰,也能溶解脓性痰。对于一般祛痰药无效的患者,使用本药仍可有效。

3.药动学

本药喷雾吸入后在 1 分钟内起效,5～10 分钟作用最大。吸收后在肝内经脱乙酰基代谢生成半胱氨酸。

4.适应证

(1)用于大量黏痰阻塞而引起的呼吸困难,如急性和慢性支气管炎、支气管扩张、肺结核、肺炎、肺气肿以及手术等引起的痰液黏稠、咳痰困难。

(2)还可用于对乙酰氨基酚中毒的解救。

(3)也可用于环磷酰胺引起的出血性膀胱炎的治疗。

5.用法、用量

(1)喷雾吸入:用于黏痰阻塞的非急救情况下,以 0.9％氯化钠溶液配成 10％溶液喷雾吸入,一次 1～3 mL,一天 2～3 次。

(2)气管滴入:用于黏痰阻塞的急救情况下,以 5％溶液经气管插管或直接滴入气管内,一次 1～2 mL,一天 2～6 次。

(3)口服给药。①祛痰:一次 200～400 mg,一天 2～3 次。②对乙酰氨基酚中毒:应尽早用药,在中毒后的 10～12 小时内服用最有效。开始 140 mg/kg,然后一次 70 mg/kg,每 4 小时 1 次,共用 17 次。

6.不良反应

对呼吸道黏膜有刺激作用,可引起呛咳、支气管痉挛;水溶液的硫化氢臭味可致恶心、呕吐;偶可引起咯血。

7.禁忌证

对本药过敏者、支气管哮喘、严重的呼吸道阻塞、严重的呼吸功能不全的老年患者禁用。

8.药物相互作用

(1)与异丙肾上腺素合用或交替使用时可提高本药疗效,减少不良反应的发生。

(2)与硝酸甘油合用可增加低血压和头痛的发生。

(3)酸性药物可降低本药的作用。

(4)本药能明显增加金制剂的排泄。

(5)本药能减弱青霉素、四环素、头孢菌素类药物的抗菌活性,因此不宜与这些药物合用,必要时可间隔 4 小时交替使用。

9.注意事项

(1)本药与碘化油、糜蛋白酶、胰蛋白酶有配伍禁忌。

(2)避免同时服用强力镇咳药。

(3)用药后如遇恶心、呕吐可暂停给药,支气管痉挛可用异丙肾上腺素缓解。

(4)本药不宜与金属(铁、铜等)、橡皮、氧化剂及氧气接触,因此喷雾器应用玻璃或塑料制作。

10.特殊人群用药

(1)孕妇及哺乳期妇女:孕妇慎用,尤其是妊娠早期妇女。美国 FDA 对本药的妊娠安全性分级为 B 级。对哺乳的影响尚不明确。

(2)儿童:依年龄酌情增减。

(五)羧甲司坦(Carbocisteine)

1.其他名称

贝莱,卡立宁,康普利,美咳,强利痰灵。

2.药理作用

本药为黏液稀化药,作用与溴己新相似,主要在细胞水平上影响支气管腺体分泌,可使黏液中黏蛋白的双硫链(S-S-)断裂,使低黏度的涎黏蛋白分泌增加,而高黏度的岩藻黏蛋白产生减少,从而使痰液的黏滞性降低,有利于痰液排出。

3.药动学

本药口服起效快,服后 4 小时即可见明显疗效。广泛分布到肺组织中,最后以原形和代谢产物的形式经尿液排出。

4.适应证

(1)用于慢性支气管炎、慢性阻塞性肺疾病(COPD)及支气管哮喘等疾病引起的痰液稠厚、咳痰或呼吸困难以及痰阻气管所致的肺通气功能不全等。亦可用于防治手术后咳痰困难和肺部并发症。

(2)还可用于小儿非化脓性中耳炎,有一定的预防耳聋的效果。

5.用法、用量

(1)成人:口服,片剂、口服液一次 250～750 mg,一天 3 次;糖浆一次 500～600 mg,一天 3 次;泡腾片一次 500 mg,一天 3 次。用药时间最长为 10 天。

(2)儿童:2～4 岁一次 100 mg,一天 3 次;5～8 岁一次 200 mg,一天 3 次。

6.不良反应

偶有轻度头晕、食欲缺乏、恶心、腹泻、胃痛、胃部不适、胃肠道出血和皮疹等。

7.禁忌证

对本药过敏者、消化性溃疡活动期患者禁用。

8.药物相互作用

与强镇咳药合用会导致稀化的痰液堵塞气道。

9.注意事项

本药的泡腾散或泡腾片宜用温开水溶解后服用。

10.特殊人群用药

(1)孕妇及哺乳期妇女:孕妇用药应权衡利弊,哺乳期妇女不宜使用。

(2)儿童:2岁以下儿童用药的安全性尚未确定,应慎用。

(六)糜蛋白酶(Chymotrypsin)

1.其他名称

α-糜蛋白酶,胰凝乳蛋白酶。

2.药理作用

本药是由牛胰中分离制得的一种蛋白分解酶类药,作用与胰蛋白酶相似,能促进血凝块、脓性分泌物和坏死组织等的液化清除。本药具有肽链内切酶及脂酶的作用,可将蛋白质大分子的肽链切断,成为分子量较小的肽,或在蛋白分子肽链端上作用,使氨基酸分离,并可将某些脂类水解。通过此作用能使痰中的纤维蛋白和黏蛋白等水解为多肽或氨基酸,使黏稠的痰液液化,易于咳出,对脓性或非脓性痰都有效。

3.药动学

未进行该项实验且无可靠的参考文献。

4.适应证

(1)用于眼科手术以松弛睫状韧带,减轻创伤性虹膜睫状体炎。

(2)也用于创伤或手术后伤口愈合、抗炎及防止局部水肿、积血、扭伤血肿、乳房手术后水肿、中耳炎、鼻炎等。

(3)还用于慢性支气管炎、支气管扩张、肺脓肿等。

5.用法、用量

喷雾吸入,用于液化痰液,可制成0.05%溶液雾化吸入。

6.不良反应

(1)血液:可造成凝血功能障碍。

(2)眼:眼科局部用药一般不引起全身性不良反应,但可引起短期眼压增高,导致眼痛、眼色素膜炎和角膜水肿,这种青光眼症状可持续1周后消退;还可导致角膜线状浑浊、玻璃体疝、虹膜色素脱落、葡萄膜炎及创口裂开或延迟愈合等。

(3)其他:①肌内注射偶可致过敏性休克。②可引起组胺释放,导致局部注射部位疼痛、肿胀。

7.禁忌证

(1)对本药过敏者禁用。

(2)20岁以下的患者(因晶状体囊膜玻璃体韧带相连牢固,眼球较小,巩膜弹性强,应用本药可致玻璃体脱出)禁用。

(3)眼压高或伴有角膜变性的白内障患者,以及玻璃体有液化倾向者禁用。

(4)严重的肝肾疾病、凝血功能异常及正在应用抗凝药者禁用。

8.药物相互作用

尚不明确。

9.注意事项

(1)本药肌内注射前需做过敏试验,不可静脉注射。

(2)本药对视网膜有较强的毒性,由于可造成晶状体损坏,应用时勿使药液透入玻璃体内。

(3)本药遇血液迅速失活,因此在用药部位不得有未凝固的血液。

(4)对本药引起的青光眼症状,于术后滴用β肾上腺素受体阻滞剂(如噻吗洛尔)或口服碳酸酐酶抑制药(如乙酰唑胺)可能会缓解。

(5)由于超声雾化后本药的效价下降明显,因此超声雾化的吸入时间以控制在5分钟内为宜。

10.特殊人群用药

孕妇及哺乳期妇女用药的安全性尚不明确。

(七)标准桃金娘油(Gelomyrtol Forte)

1.其他名称

吉诺通,稀化黏素。

2.药理作用

本药为桃金娘科树叶的标准提取物,是一种脂溶性挥发油,具有溶解黏液、刺激腺体分泌、促进呼吸道黏膜纤毛摆动、加速液体流动、促进分泌物排出等作用。可改善鼻黏膜的酸碱环境,促进鼻黏膜上皮组织结构的重建和功能的恢复。此外,本药还具有消炎作用,能通过减轻支气管黏膜肿胀而起到舒张支气管的作用。亦有抗菌和杀菌作用。

3.药动学

口服后从小肠吸收,大部分由肺及支气管排出。

4.适应证

(1)用于急、慢性气管炎,支气管扩张,肺气肿,硅沉着病,鼻窦炎等痰液黏稠或排痰困难者。

(2)还可用于支气管造影术后,以利于造影剂的排出。

5.用法、用量

(1)胶囊:口服,一次 300 mg,一天 2～3 次,7～14 天为 1 个疗程。若疗效不佳,观察 3 天后停药。

(2)肠溶胶囊:口服。①急性病患者:一次 300 mg,一天 3～4 次。②慢性病患者:一次 300 mg,一天 2 次,最后一次剂量最好在晚上临睡前服用,以利于夜间休息。③支气管造影后:服用 240～360 mg 可帮助造影剂的咳出。

6.不良反应

偶有恶心、胃部不适等不良反应。

7.禁忌证

对本药过敏者禁用。

8.药物相互作用

尚不明确。

9.注意事项

(1)本药不可用热水送服,应用温凉水于餐前半小时空腹服用。

(2)本药的肠溶胶囊不可打开或嚼碎后服用。

10.特殊人群用药

(1)孕妇及哺乳期妇女:孕妇慎用;对哺乳的影响尚不明确。

(2)儿童:4～10 岁的儿童服用儿童用剂型,用法同成人。

(八)药物特征比较

1.药理作用比较

祛痰药物因种类不同,其药理作用特征各异,具体药物的药理作用特点详见表 3-2。

表 3-2　祛痰药的药理作用比较

药理作用	溴己新	氨溴索	乙酰半胱氨酸	羧甲司坦	氯化铵	糜蛋白酶	标准桃金娘油
减少和断裂痰液中的黏多糖纤维	+++	+++	++++	++	—	+++	++
抑制黏液腺分泌	++	+++	—	+++	++		—
促进呼吸道黏膜的纤毛运动	+	+					++
刺激胃黏膜迷走神经末梢	+				++		
激活肺泡上皮Ⅱ型细胞合成表面活性物质	—	+					
镇咳	—	++(可待因的1/2)	—	—	—	—	
脓性痰	—	—	++	—		++	
抗炎	—	—	—	—	—	—	+

注：＋代表作用强度；—代表未有相应的药理作用

2.主要不良反应比较

(1)溴己新：恶心、呕吐、胃部不适、腹痛、腹泻；头痛、头昏；遗尿；皮疹。

(2)氨溴索：上腹部不适、食欲缺乏、腹泻，偶见胃痛、胃部灼热、消化不良、恶心、呕吐；罕见头痛及眩晕；皮疹，罕见血管性水肿。

(3)乙酰半胱氨酸：恶心、呕吐、胃炎；可引起呛咳、支气管痉挛，偶可引起咯血；国外有引起眩晕、癫痫等的报道；皮疹。

(4)羧甲司坦：食欲缺乏、恶心、腹泻、胃痛、胃部不适、胃肠道出血；偶有轻度头晕；皮疹。

(5)氯化铵：恶心、呕吐；头痛、进行性嗜睡、精神错乱、定向力障碍、焦虑；偶见暂时性多尿和酸中毒。

(6)糜蛋白酶：凝血功能障碍；肌内注射偶可致过敏性休克。

(7)标准桃金娘油：恶心、胃部不适。

第二节 平 喘 药

平喘药是指能通过不同的作用机制缓解支气管平滑肌痉挛,使其松弛和扩张,进而缓解气急、呼吸困难等症状的药物。临床常用的平喘药按作用方式可分为支气管扩张药、抗炎平喘药和抗过敏平喘药,其中支气管扩张药包括茶碱类、β_2受体激动剂和吸入性抗胆碱药。

一、茶碱类药物

茶碱类药物为甲基黄嘌呤类的衍生物,是临床常用的平喘药,具有强心、利尿、扩张冠状动脉、松弛支气管平滑肌和兴奋中枢神经系统等作用。主要用于治疗支气管哮喘、慢性阻塞性肺疾病、肺气肿、心脏性呼吸困难等疾病。茶碱类的应用因其不良反应曾一度受到冷落,但近来研究表明小剂量的茶碱仍能起到平喘作用,并且兼有一定程度的抗炎作用,所以临床应用又趋广泛。

迄今为止已知的茶碱类药物及其衍生物有300多种,基本上是对茶碱进行成盐或结构修饰,以提高茶碱的水溶性、生物利用度与降低不良反应。临床上较为常用的品种有茶碱、氨茶碱、二羟丙茶碱、多索茶碱等。

(一)应用原则与注意事项

1.应用原则

(1)用药剂量个体化:茶碱类药物于肝内代谢,影响因素较多,血药浓度的个体差异大,因此应根据患者情况制订个体化给药方案,必要时监测血药浓度,根据血药浓度调整给药剂量。老年患者以及酒精中毒、充血性心力衰竭、肝肾功能不全等患者的茶碱清除率低,给药剂量应减少。吸烟者本类药物的代谢加快,应较常规用量大。

(2)血浆药物浓度监测:茶碱类药物的治疗窗较窄,中毒剂量与治疗剂量较为接近,为避免药物不良反应,接受茶碱类药物治疗的患者有条件时均应测定血药浓度(therapeutic drug monitoring,TDM),以保证给药的安全性和有效性。

2.注意事项

(1)控制静脉给药速度:此类药品应避免静脉注射过快,因为当茶碱的血药浓度高于20 μg/mL时可出现毒性反应,表现为心律失常、心率增快、肌肉颤动或癫痫。

（2）关注不适宜人群：茶碱类药物禁忌于对该类药物及其衍生物过敏者；活动性消化性溃疡、未经控制的惊厥性疾病患者；急性心肌梗死伴血压下降者；未治愈的潜在癫痫患者。多索茶碱哺乳期妇女禁用，孕妇慎用。

（3）注意药物相互作用：茶碱类药 90% 在肝内被细胞色素 P450 酶系统代谢，为 CYP1A2 代谢酶的底物，当与该酶的抑制剂或诱导剂同时使用时影响药物疗效，增加药物不良反应。

（二）氨茶碱（Aminophylline）

1.其他名称

阿咪康，安释定，茶碱乙烯双胺，茶碱乙二胺盐。

2.药理作用

本药为茶碱与乙二胺的复盐，药理作用主要来自茶碱。

（1）松弛支气管平滑肌，也能松弛肠道、胆道等多种平滑肌。对支气管黏膜的充血、水肿也有缓解作用。

（2）增加心排血量，扩张入球和出球肾小动脉，增加肾小球滤过率和肾血流量，抑制肾小管重吸收钠和氯离子。

（3）增加骨骼肌的收缩力，茶碱加重缺氧时的通气功能不全被认为是过度增加膈肌的收缩而致膈肌疲劳的结果。

3.药动学

口服吸收完全，其生物利用度为 96%，用药后 1～3 小时血药浓度达峰值，有效血药浓度为 10～20 μg/mL。血浆蛋白结合率约为 60%，V_d 为 (0.5 ± 0.16)L/kg。80%～90% 的药物在体内被肝脏的混合功能氧化酶代谢，本品的大部分代谢物及约 10% 原形药均经肾脏排出，正常人体内的半衰期（$t_{1/2}$）为 (9.0 ± 2.1) 小时。

4.适应证

用于支气管哮喘、喘息性支气管炎、慢性阻塞性肺疾病，也可以用于急性心功能不全和心源性哮喘。

5.用法、用量

（1）口服：①成人一次 0.1～0.2 g，一天 3 次；极量为一次 0.5 g，一天 1 g。②儿童按体重一天 3～5 mg/kg，分 2～3 次服。

（2）静脉注射：①成人一次 0.125～0.25 g，用 20～40 mL 50% 葡萄糖溶液稀释后缓慢静脉注射，注射时间不得短于 10 分钟；极量为一次 0.5 g，一天 1 g。②儿童按体重一次 2～4 mg/kg。

（3）静脉滴注：一次 0.25～0.5 g，用葡萄糖注射液 250 mL 稀释后缓慢滴注。

6.不良反应

恶心、呕吐、易激动、失眠;心动过速、心律失常;发热、嗜睡、惊厥甚至呼吸、心搏骤停致死。

7.禁忌证

对本品过敏的患者、活动性消化道溃疡和未经控制的惊厥性疾病患者禁用。

8.药物相互作用

(1)地尔硫䓬、维拉帕米可干扰茶碱在肝内的代谢,与本品合用增加本品的血药浓度和毒性。

(2)西咪替丁可降低本品的肝清除率,合用时可增加茶碱的血清浓度和/或毒性。

(3)与克林霉素、林可霉素及某些大环内酯类、氟喹诺酮类抗菌药物合用时可降低茶碱的清除率,增高其血药浓度,其中尤以与依诺沙星合用为著。当茶碱与上述药物配伍使用时,应适当减量或监测茶碱的血药浓度。

(4)苯巴比妥、苯妥英、利福平可诱导肝药酶,加快茶碱的肝清除率,使茶碱的血清浓度降低;茶碱也干扰苯妥英的吸收,两者的血药浓度均下降,合用时应调整剂量,并监测血药浓度。

(5)与锂盐合用可使锂的肾排泄增加。影响锂盐的作用。

(6)与美西律合用可减低茶碱的清除率,增加血浆中的茶碱浓度,需调整剂量。

(7)与咖啡因或其他黄嘌呤类药并用可增加其作用和毒性。

9.注意事项

(1)下列情况慎用,如肾功能或肝功能不全的患者、高血压、有非活动性消化道溃疡病史的患者、孕妇及哺乳期妇女、新生儿、老年人。

(2)茶碱制剂可致心律失常和/或使原有的心律失常恶化,患者心率和/或节律的任何改变均应进行监测和研究。

(3)应定期监测血清茶碱浓度,以保证最大疗效而不发生血药浓度过高的危险。

10.特殊人群用药

(1)孕妇、哺乳期妇女尽量避免使用。

(2)老年患者的血浆清除率降低,潜在毒性增加,应慎用,并进行血药浓度监测。

(3)小儿的药物清除率较高,个体差异大,应进行血药浓度监测。

（三）二羟丙茶碱（Diprophylline）

1.其他名称

喘定,奥苏芬,甘油茶碱,双羟丙茶碱,新赛林。

2.药理作用

本药的药理作用与氨茶碱相似,其扩张支气管的作用约为氨茶碱的 1/10,心脏兴奋作用仅为氨茶碱的 1/20～1/10,对心脏和神经系统的影响较小。

3.药动学

口服容易吸收,生物利用度为 72%,在体内代谢为茶碱的衍生物。口服 19～28 mg/kg,1 小时后血浆中的浓度为 19.3～36.3 μg/mL。V_d 为 0.8 L/kg,半衰期为 2～2.5 小时,以原形随尿排出。

4.适应证

用于支气管哮喘、具有喘息症状的支气管炎、慢性阻塞性肺疾病等缓解喘息症状。也用于心源性肺水肿引起的喘息。尤适用于不能耐受茶碱的哮喘病例。

5.用法、用量

（1）口服:成人一次 0.1～0.2 g,一天 3 次;极量为一次 0.5 g。

（2）静脉滴注:一次 0.25～0.75 g,以 5% 或 10% 葡萄糖注射液 250～500 mL 稀释后静脉滴注,滴注时间为 1～2 小时。

（3）静脉注射:一次 0.5～0.75 g,用 25% 葡萄糖注射液 20～40 mL 稀释后缓慢注射,注射时间为 15～20 分钟。

6.不良反应

类似于茶碱。剂量过大时可出现恶心、呕吐、易激动、失眠、心动过速、心律失常,可见发热、脱水、惊厥等症状,严重者甚至呼吸、心搏骤停。

7.禁忌证

同氨茶碱。

8.药物相互作用

（1）与拟交感胺类支气管扩张药合用会产生协同作用。

（2）与苯妥英钠、卡马西平、西咪替丁、咖啡因或其他黄嘌呤类药合用可增加本药的作用和毒性。

（3）克林霉素、林可霉素及某些大环内酯类、喹诺酮类抗菌药物可降低本药在肝脏的清除率,使血药浓度升高,甚至出现毒性反应。

（4）与普萘洛尔合用可降低本药的疗效。

（5）碳酸锂加速本药的清除,使本药的疗效降低;本药也可使锂的肾排泄增加,影响锂盐的作用。

9.注意事项

(1)大剂量可致中枢神经兴奋,预服镇静药可防止。

(2)哮喘急性严重发作的患者不首选本品。

(3)茶碱类药物可致心律失常和/或使原有的心律失常恶化,患者心率和/或心律的任何改变均应密切注意。

10.特殊人群用药

(1)本药可通过胎盘屏障,使胎儿的血清茶碱浓度升高至危险程度,须加以监测,孕妇慎用。可随乳汁排出,哺乳期妇女不宜使用。

(2)55岁以上的患者慎用。

(3)新生儿用药后本药的血浆清除率可降低,血清浓度增加,应慎用。

(四)多索茶碱(Doxofylline)

1.其他名称

安赛玛,达复啉,凯宝川苧,枢维新,新茜平。

2.药理作用

本药对磷酸二酯酶有显著的抑制作用,其松弛支气管平滑肌痉挛的作用较氨茶碱强10～15倍,并具有镇咳作用,且作用时间长,无依赖性。本品为非腺苷受体阻滞剂,无类似于茶碱所致的中枢、胃肠道及心血管等肺外系统的不良反应,但大剂量给药仍可引起血压下降等。

3.药动学

口服吸收迅速,生物利用度为62.6%。本药吸收后广泛分布于各脏器及体液中,以肺组织中含量最高。总蛋白结合率为48%,在肝内代谢。口服和静脉给药的清除半衰期分别为7.27小时和1.83小时。

4.适应证

用于支气管哮喘、具有喘息症状的支气管炎及其他支气管痉挛引起的呼吸困难。

5.用法、用量

(1)口服。①片剂:一次200～400 mg,一天2次,餐前或餐后3小时服用;②胶囊:一次300～400 mg,一天2次。

(2)静脉注射:一次200 mg,每12小时1次,以50%葡萄糖注射液稀释至40 mL缓慢静脉注射,时间应在20分钟以上,5～10天为1个疗程。

(3)静脉滴注:将本药300 mg加入5%葡萄糖注射液或生理盐水注射液

100 mL中缓慢静脉滴注,滴注时间不少于 30 分钟,一天 1 次,5～10 天为 1 个疗程。

6.**不良反应**

少见心悸、窦性心动过速、上腹不适、食欲缺乏、恶心、呕吐、兴奋、失眠;如过量服用可出现严重心律失常、阵发性痉挛。

7.**禁忌证**

凡对本品或黄嘌呤衍生物类药物过敏者、急性心肌梗死患者及哺乳期妇女禁用。

8.**药物相互作用**

不得与其他黄嘌呤类药物同时使用;与麻黄碱或其他肾上腺素类药物同时使用需慎重。

9.**注意事项**

(1)下列情况慎用,如肝、肾功能不全,严重的心、肺功能异常者,甲状腺功能亢进症,活动性胃、十二指肠溃疡等症。

(2)本品的剂量要视个体的病情变化选择最佳剂量和用药方法,必要时监测血药浓度。

(3)服药期间不要饮用含咖啡因的饮料或食品。

10.**特殊人群用药**

(1)孕妇应慎用,哺乳期妇女禁用。

(2)老年患者对本药的清除率可能不同,用药时应监测血药浓度,应慎用。

(五)药物特征比较

1.**药理作用比较**

茶碱类药物因结构和剂型的不同,其药理作用特征各异,具体药物的药理作用特点详见表3-3。

表 3-3　茶碱类药物的药理作用比较

药理作用	茶碱	氨茶碱	二羟丙茶碱	多索茶碱	甘氨茶碱钠
松弛支气管滑肌	++	+++	++(氨茶碱的 1/10)	++++(氨茶碱的 10～15 倍)	+++
阻断腺苷	++	+	+	−	+
镇咳	−	−		+	
改善呼吸功能	++	++	+	++	++

药理作用	茶碱	氨茶碱	二羟丙茶碱	多索茶碱	甘氨茶碱钠
心脏兴奋、利尿	++	增加尿量、尿钠	心脏兴奋为氨茶碱的1/20~1/10;利尿作用强	尿量轻度增加	++

注:+代表作用强度;－代表未有相应的药理作用

2.主要不良反应比较

茶碱类药物口服有一定的胃肠道刺激性;注射剂的碱性强,对血管有刺激性。该类药物的毒性反应常出现在血药浓度高于 20 μg/mL 时,早期多见恶心、呕吐、易激动、失眠等,甚至出现心动过速、心律失常;血药浓度高于 40 μg/mL 时可发生发热、失水、惊厥等症状,严重时甚至呼吸、心搏骤停致死。

(1)茶碱:胃灼热、恶心、呕吐、食欲缺乏、腹胀;心悸、心律失常;头痛、失眠;尿酸值增高。

(2)氨茶碱:恶心、呕吐、胃部不适,可见血性呕吐物或柏油样便;心律失常、心率加快;滴注过快可致一过性低血压;头痛、烦躁、易激动、失眠、肌肉颤动或癫痫。

(3)二羟丙茶碱:口干、恶心、呕吐、上腹疼痛、呕血、腹泻、食欲减退;心悸、心动过速、期前收缩、低血压、面部潮红、室性心律失常等,严重者可出现心力衰竭;头痛、烦躁、易激动、失眠、兴奋过度等,甚至导致阵挛性、全身性的癫痫发作;高血糖;尿蛋白、肉眼或镜下血尿、多尿症状。

(4)多索茶碱:食欲缺乏、恶心、呕吐、上腹部不适或疼痛;少数患者心悸、心动过速、期前收缩、呼吸急促;头痛、失眠、易怒;高血糖;尿蛋白。

(5)甘氨茶碱钠:恶心、呕吐;心动过速、心律失常;易激动、失眠。

二、β₂受体激动剂

β₂受体激动剂是目前临床应用较广泛的支气管扩张剂,主要通过激动呼吸道的 β₂受体,激活腺苷酸环化酶,使细胞内的环磷腺苷(cAMP)含量增加、游离 Ca^{2+} 减少,从而松弛支气管平滑肌,抑制炎性细胞释放变态反应介质,增强纤毛运动与黏液清除,降低血管通透性,而发挥平喘作用。主要用于支气管哮喘、喘息性支气管炎、慢性阻塞性肺疾病所致的支气管痉挛等症。

根据平喘作用起效时间的快慢,β₂受体激动剂可分为速效类和慢效类;按作用维持时间长短,可分为短效类(SABA)和长效类(LABA)。2012 年在我国上市的茚达特罗起效快,支气管舒张作用长达 24 小时。常用的 β₂受体激动剂按平喘作用的分类见表 3-4。

表 3-4　常用的 β₂ 受体激动剂按平喘作用的分类

起效速度	维持时间	
	短效	长效
速效	沙丁胺醇气雾剂 特布他林气雾剂 丙卡特罗气雾剂 菲诺特罗气雾剂	福莫特罗吸入机
慢效	沙丁胺醇片剂 特布他林片剂	沙美特罗吸入剂

(一)应用原则与注意事项

1.应用原则

(1)短效 β₂ 受体激动剂用于迅速缓解症状,为按需使用的基本药物;长效 β₂ 受体激动剂不宜单药使用,常与吸入性糖皮质激素联合应用治疗需要长期治疗的患者。

(2)口服制剂可用于不能采用吸入途径的患者,常用于儿童和老年人。

(3)本类药物注射给药会影响子宫肌层,也可能影响心脏,妊娠期患者如需大剂量使用 β₂ 受体激动剂,应采用吸入给药。

(4)应指导患者正确的吸入方法和气雾吸入的注意事项。

2.注意事项

(1)甲状腺功能亢进、心血管疾病、心律失常、心电图 Q-T 间期延长及高血压患者慎用 β₂ 受体激动剂。

(2)该类药物可引起严重的低钾血症。对于危重型哮喘,因同时应用茶碱和其衍生物、糖皮质激素、利尿药以及低氧均可使低钾血症更明显,因此应监测血钾浓度。

(3)糖尿病患者应用该类药物有酮症酸中毒的危险,需监测血糖。

(二)沙丁胺醇(Salbutamol)

1.其他名称

硫酸舒喘灵,阿布叔醇,爱纳乐,爱纳灵,喘宁碟。

2.药理作用

本药为选择性 β₂ 受体激动剂,能选择性地激动支气管平滑肌的 β₂ 受体,松弛平滑肌;有较强的支气管扩张作用,其支气管扩张作用比异丙肾上腺素强约10倍。

3.药动学

口服的生物利用度为30%,服后15～30分钟生效,2～4小时作用达峰值,持续6小时以上,半衰期为2.7～5小时。气雾吸入的生物利用度为10%,吸入后1～5分钟生效,1小时作用达高峰,可持续4～6小时;维持时间亦为同等剂量的异丙肾上腺素的3倍。V_d为1 L/kg,大部分在肠壁和肝脏代谢,主要经肾排泄。

4.适应证

用于缓解支气管哮喘或喘息型支气管炎伴有支气管痉挛的病症。

5.用法、用量

(1)气雾剂吸入:①成人缓解症状或运动及接触变应原之前一次100～200 μg;长期治疗的最大剂量为一次200 μg,一天4次。②儿童缓解症状或运动及接触变应原之前10～15分钟给药,一次100～200 μg;长期治疗的最大剂量为一天4次,一次200 μg。

(2)溶液:①成人一次2.5 mg,用氯化钠注射液稀释到2～2.5 mL,由驱动式喷雾器吸入;②12岁以下儿童的最小起始剂量为一次2.5 mg,用氯化钠注射液1.5～2 mL稀释后由驱动式喷雾器吸入。主要用来缓解急性发作症状。

(3)口服:成人一次2～4 mg,一天3次。

(4)静脉滴注:一次0.4 mg,用氯化钠注射液100 mg稀释后静脉滴注,每分钟3～20 μg。

6.不良反应

常见肌肉震颤;亦可见恶心、心率加快或心律失常;偶见头晕、头昏、头痛、目眩、口舌发干、烦躁、高血压、失眠、呕吐、面部潮红、低钾血症等。

7.禁忌证

对本品及其他肾上腺素受体激动剂有变态反应者禁用。

8.药物相互作用

(1)与其他肾上腺素受体激动剂或茶碱类药物合用时其支气管扩张作用增强,但不良反应也可能加重。

(2)β受体阻滞剂如普萘洛尔能拮抗本品的支气管扩张作用,故不宜合用。

(3)单胺氧化酶抑制剂、三环类抗抑郁药、抗组胺药、左甲状腺素等可增加本品的不良反应。

(4)与甲基多巴合用可致严重的急性低血压反应。

(5)与洋地黄类药物合用可增加洋地黄诱发心动过速的危险性。

(6)在产科手术中与氟烷合用可加重宫缩无力,引起大出血。

9.注意事项

(1)下列情况慎用,如高血压、冠状动脉供血不足、心血管功能不全、糖尿病、甲状腺功能亢进症、运动员等。

(2)不能过量使用。

(3)本品可能引起严重的低钾血症,进而可能使洋地黄化者造成心律失常。

(4)本品久用易产生耐受性,此时患者对肾上腺素等具有扩张支气管作用的药物也同样产生耐受性,使支气管痉挛不易缓解,哮喘加重。

(5)少数患者同时接受雾化沙丁胺醇及异丙托溴铵治疗时可能发生闭角型青光眼,故合用时不要让药液或雾化液进入眼中。

(6)肝、肾功能不全的患者需减量。

10.特殊人群用药

(1)孕妇、哺乳期妇女慎用。

(2)老年人应慎用,使用时从小剂量开始逐渐加大剂量。

(三)特布他林(Terbutaline)

1.其他名称

博利康尼,布瑞平,喘康速,间羟叔丁肾上腺素,间羟嗽必妥。

2.药理作用

本药为选择性 β_2 受体激动剂,其支气管扩张作用与沙丁胺醇相近。对于哮喘患者,本品 2.5 mg 的平喘作用与 25 mg 麻黄碱相当。

3.药动学

口服的生物利用度为(15±6)％,约 30 分钟出现平喘作用,有效血药浓度为 3 μg/mL,血浆蛋白结合率为 25％,2～4 小时作用达高峰,持续 4～7 小时,V_d 为 (1.4±0.4)L/kg。气雾吸入 5～30 分钟生效,1～2 小时后出现最大作用,持续 3～6 小时。皮下注射或气雾吸入后 5～15 分钟起效,0.5～1 小时作用达高峰,作用维持 1.5～4 小时。

4.适应证

(1)用于支气管哮喘、慢性支气管炎、肺气肿和其他伴有支气管痉挛的肺部疾病。

(2)连续静脉滴注本品可激动子宫平滑肌的 β_2 受体,抑制自发性子宫收缩和缩宫素引起的子宫收缩,预防早产。同理亦可用于胎儿窒息。

5.用法、用量

(1)口服:成人每次 2.5~5 mg,一天 3 次,一天总量不超过 15 mg。

(2)静脉注射:一次 0.25 mg,如 15~30 分钟无明显的临床改善,可重复注射一次,但 4 小时内的总量不能超过 0.5 mg。

(3)气雾吸入:成人每次 0.25~0.5 mg,一天 3~4 次。

6.不良反应

主要为震颤、强直性痉挛、心悸等拟交感胺增多的表现。口服 5 mg 时,手指震颤的发生率可达20%~33%,故应以吸入给药为主,只在重症哮喘发作时才考虑静脉应用。

7.禁忌证

同沙丁胺醇。

8.药物相互作用

(1)与其他肾上腺素受体激动剂合用可使疗效增加,但不良反应也增多。

(2)β受体阻滞剂如普萘洛尔、醋丁洛尔、阿替洛尔、美托洛尔等可拮抗本品的作用,使疗效降低,并可致严重的支气管痉挛。

(3)与茶碱类药物合用可增加松弛支气管平滑肌的作用,但心悸等不良反应也增加。

(4)单胺氧化酶抑制药、三环类抗抑郁药、抗组胺药、左甲状腺素等可增加本品的不良反应。

9.注意事项

(1)对其他肾上腺素受体激动剂过敏者对本品也可能过敏。

(2)大剂量应用可使有癫痫病史的患者发生酮症酸中毒。

(3)长期应用可产生耐受性,使疗效降低。

(4)从小剂量逐渐加至治疗量常能减少不良反应。

(5)运动员慎用。

10.特殊人群用药

(1)本药可舒张子宫平滑肌,抑制孕妇的子宫收缩并影响分娩,对人或动物未见致畸作用,孕妇应慎用(尤其是妊娠早期的妇女)。如在分娩时应用静脉制剂,可能引起母体一过性低血钾、低血糖、肺水肿及胎儿低血糖。哺乳期妇女慎用。

(2)儿童用药的安全性和有效性尚不明确。12 岁以下的儿童不推荐使用本药的片剂和注射剂,5 岁以下的儿童不宜使用本药的吸入气雾剂。

(四)福莫特罗(Formoterol)

1.其他名称

安咳通,安通克,奥克斯都保,福莫待若,盼得馨。

2.药理作用

本药为长效 β_2 受体激动剂,对支气管的松弛作用较沙丁胺醇强且持久,尚具有明显的抗炎作用,可明显抑制抗原诱发的嗜酸性粒细胞聚集与浸润、血管通透性增高以及速发型与迟发型哮喘反应,对血小板激活因子(PAF)诱发的嗜酸性粒细胞聚集亦能抑制,这是其他选择性 β_2 受体激动剂所没有的。还能抑制人嗜碱性粒细胞与肺肥大细胞由过敏和非过敏因子介导的组胺释放。对吸入组胺引起的微血管渗漏与肺水肿也有明显的保护作用。

3.药动学

口服吸收迅速,0.5～1 小时血药浓度达峰值。口服 80 μg,4 小时后支气管扩张作用最强。吸入后约 2 分钟起效,2 小时达高峰,单剂量吸入后作用持续 12 小时左右。血浆蛋白结合率为 50%。通过葡萄糖醛酸化和氧位去甲基代谢后部分经尿排泄,部分经胆汁排泄,提示有肝肠循环。

4.适应证

用于慢性哮喘与慢性阻塞性肺疾病的维持治疗和预防发作。因其为长效制剂,特别适合哮喘夜间发作的患者和需要长期服用 β_2 受体激动剂的患者。

5.用法、用量

吸入,成人的常用量为一次 4.5～9 μg,一天 1～2 次,早晨和晚间用药;或一次 9～18 μg,一天 1～2 次,一天的最高剂量为 36 μg。哮喘夜间发作可于晚间给药 1 次。

6.不良反应

常见头痛、心悸、震颤;偶见烦躁不安、失眠、肌肉痉挛、心动过速;罕见皮疹、荨麻疹、房颤、室上性心动过速、期前收缩、支气管痉挛、低钾血症或高钾血症;个别病例有恶心、味觉异常、眩晕、心绞痛、心电图 Q-Tc间期延长、变态反应、血压波动和血中的胰岛素、游离脂肪酸、血糖、尿酮体水平升高。

7.禁忌证

对本品过敏者禁用。

8.药物相互作用

(1)本品与肾上腺素、异丙肾上腺素合用易致心律不齐,甚至引起心脏骤停。

(2)本品与茶碱、氨茶碱、肾上腺皮质激素、利尿药(呋塞米、螺内酯等)合用，可能因低血钾而引起心律不齐。

(3)与洋地黄类药物合用可增加洋地黄诱发心律失常的危险性。

(4)与单胺氧化酶抑制药合用可增加室性心律失常的发生率，并可加重高血压。

(5)本品可增强泮库溴铵、维库溴铵的神经肌肉阻滞作用。

9.注意事项

(1)下列情况慎用，如甲状腺功能亢进症、嗜铬细胞瘤、梗阻性肥厚型心肌病、严重的高血压、颈内动脉-后交通动脉瘤或其他严重的心血管病(如心肌缺血、心动过速或严重的心力衰竭)、肝肾功能不全、严重的肝硬化、运动员。

(2)可能造成低钾血症。哮喘急性发作时及联合用药都可能增加血钾降低的作用，在上述情况下建议监测血钾浓度。

(3)本品能引起 Q-Tc 间期延长，因此伴有 Q-Tc 间期延长的患者及使用影响 Q-Tc 间期的药物治疗的患者应慎用。

(4)可影响血糖代谢，糖尿病患者用药初期应注意血糖的控制。

(5)本品可能引起气道痉挛，哮喘急性发作时的缺氧会增加此危险性。

10.特殊人群用药

(1)孕妇、哺乳期妇女慎用。

(2)新生儿和早产儿用药的安全性尚未确定，应谨慎使用。

(五)沙美特罗(Salmeterol)

1.其他名称

喘必灵，祺泰，强力安喘通，施立碟，施立稳。

2.药理作用

本药为新型的选择性长效 β_2 受体激动剂。吸入本品 25 μg，其支气管扩张作用与吸入 200 μg 沙丁胺醇相当。尚有强大的抑制肺肥大细胞释放组胺、白三烯、前列腺素等变态反应介质的作用，可抑制吸入抗原诱发的早期和迟发相反应，降低气道高反应性。

3.药动学

单次吸入本品 50 μg 或 400 μg 后，5～15 分钟达血药峰浓度。用药后 10～20 分钟出现支气管扩张作用，持续 12 小时。本品与人体血浆的体外蛋白结合率为 96%。在体内经羟化作用而广泛代谢，并以代谢产物的形式随粪便和尿液排出体外。

4.适应证

用于支气管哮喘,包括夜间哮喘和运动引起的支气管痉挛的防治;与吸入性糖皮质激素合用,用于可逆性阻塞性气道疾病,包括哮喘、慢性阻塞性肺疾病。

5.用法、用量

(1)粉雾剂胶囊:粉雾吸入,成人一次 50 μg,一天 2 次;儿童一次 25 μg,一天 2 次。

(2)气雾剂:气雾吸入,剂量和用法同粉雾吸入。

6.不良反应

可见震颤、心悸及头痛等;偶见心律失常、肌痛、肌肉痉挛、水肿、血管神经性水肿;罕见口咽部刺激。

7.禁忌证

对本品过敏者、对牛奶过敏的患者禁用。

8.药物相互作用

(1)本药与茶碱类等支气管扩张药合用可产生协同作用,合用时应注意调整剂量。

(2)与短效 β 肾上腺素受体激动剂(如沙丁胺醇)合用时可使 FEV_1 得到改善,且不增加心血管不良反应的发生率。

(3)与黄嘌呤衍生物、激素、利尿药合用可加重血钾降低。

(4)不宜与单胺氧化酶抑制药合用,因可能增加心悸、激动或躁狂发生的危险性。

(5)不宜与三环类抗抑郁药合用,因可能增强心血管的兴奋性,三环类抗抑郁药停药 2 周后方可使用本药。

(6)与保钾利尿药合用,尤其本药超剂量时,可使患者的心电图异常或低血钾加重,合用时须慎重。

9.注意事项

(1)下列情况慎用,如肺结核、甲状腺功能亢进症、对拟交感胺类有异常反应、有低钾血症倾向、已患有心血管疾病、有糖尿病病史。

(2)本品不适用于缓解急性哮喘发作。

(3)治疗可逆性阻塞性气道疾病应常规遵循阶梯方案,并应通过观察临床症状及测定肺功能来监测患者对治疗的反应。为避免哮喘急性加重的风险,不可突然中断使用本品治疗。

10.特殊人群用药

(1)孕妇、哺乳期妇女慎用。

(2)3 岁以下小儿服用的安全性尚未确立,应慎用。

(六)班布特罗(Bambuterol)

1.其他名称

邦尼,帮备,贝合健,汇杰,立可菲。

2.药理作用

本药为新型的选择性长效 β_2 受体激动剂,为特步他林的前体药物,亲脂性强,与肺组织有很高的亲和力,产生扩张支气管、抑制内源性变态反应介质释放、减轻水肿及腺体分泌,从而降低气道高反应性、改善肺及支气管通气功能的作用。

3.药动学

口服后 20% 的药物经胃肠道吸收,生物利用度约 10%,2~6 小时达血药浓度峰值,作用可持续 24 小时,给药 4~5 天后达稳态血药浓度。本药的血浆半衰期约为 13 小时,特布他林的血浆半衰期约为 17 小时。原药及其代谢物(包括特布他林)主要经肾脏排出。

4.适应证

用于支气管哮喘、慢性喘息性支气管炎、慢性阻塞性肺疾病和其他伴有支气管痉挛的肺部疾病。

5.用法、用量

(1)口服:成人的起始剂量为一次 10 mg,一天 1 次,睡前服用。根据临床疗效,1~2 周后剂量可调整为一次 20 mg,一天 1 次。肾功能不全患者(肾小球滤过率≤50 mL/min)的起始剂量为一次 5 mg,一天 1 次。

(2)儿童:2~5 岁的儿童一次 5 mg,一天 1 次;2~12 岁的儿童一天的最高剂量不超过 10 mg。

6.不良反应

肌肉震颤、头痛、心悸、心动过速等;偶见强直性肌肉痉挛。

7.禁忌证

(1)对本品、特布他林及拟交感胺类药物过敏者禁用。

(2)肥厚型心肌病患者禁用。

8.药物相互作用

(1)本药可能延长琥珀胆碱对肌肉的松弛作用,并具有剂量依赖性,但可恢复。

(2)单胺氧化酶抑制药、三环类抗抑郁药、抗组胺药、左甲状腺素等可能增加本药的不良反应。

(3)与皮质激素、利尿药合用可加重血钾降低的程度。

(4)与其他拟交感胺类药合用作用加强,毒性增加。

(5)与其他支气管扩张药合用时可增加不良反应。

(6)β肾上腺素受体阻滞剂(醋丁洛尔、阿替洛尔、拉贝洛尔、美托洛尔、纳多洛尔、吲哚洛尔、普萘洛尔、噻吗洛尔)能拮抗本药的作用,使其疗效降低。

(7)β_2肾上腺素受体激动剂会增加血糖浓度,从而降低降血糖药物的作用,因此患有糖尿病者服用本药时应调整降血糖药物的剂量。

(8)本药能减弱胍乙啶的降血压作用。

9.注意事项

(1)严重的肾功能不全患者本品的起始剂量应减少。

(2)肝硬化、严重的肝功能不全患者应个体化给予一天剂量。

(3)甲状腺功能亢进症、糖尿病及心脏病患者慎用。

10.特殊人群用药

(1)孕妇、哺乳期妇女慎用。

(2)2岁以下儿童的剂量尚未确定。

(3)有肝、肾及心功能不全的老年患者慎用。

(七)丙卡特罗(Procaterol)

1.其他名称

川迪,曼普特,美喘清,美普清,普鲁卡地鲁。

2.药理作用

本药为选择性β_2受体激动剂,对支气管的β_2受体有较高的选择性,其支气管扩张作用强而持久。尚具有较强的抗过敏作用,不仅可抑制速发型的气道阻力增加,而且可抑制迟发型的气道反应性增高。本品尚可促进呼吸道纤毛运动。

3.药动学

口服可迅速由胃肠道吸收,呈二房室分布,5分钟内开始起效,1~2小时后在血浆、组织及主要器官中能达到最高浓度。α 相半衰期为 3.0 小时,β 半衰期为 8.4 小时,作用可持续 6～8 小时。主要在肝脏及小肠中代谢为葡萄糖醛酸化合物,由尿液及粪便排泄。

4.适应证

适用于支气管哮喘、喘息性支气管炎、伴有支气管反应性增高的急性支气管炎、慢性阻塞性肺疾病。

5.用法、用量

口服,成人于每晚睡前 1 次服 50 μg;或每次 25～50 μg,早、晚(睡前)各服 1 次。

6.不良反应

偶见口干、鼻塞、倦怠、恶心、胃部不适、肌颤、头痛、眩晕或耳鸣;亦见皮疹、心律失常、心悸、面部潮红等。

7.禁忌证

同沙丁胺醇。

8.药物相互作用

(1)与其他肾上腺素受体激动剂及茶碱类合用可引起心律失常,甚至心脏骤停。

(2)与茶碱类及抗胆碱能支气管扩张药合用时其支气管扩张作用增强,但可能产生降低血钾作用,并因此影响心率。

9.注意事项

(1)下列情况慎用,如甲状腺功能亢进症、高血压、心脏病、糖尿病。

(2)本品有抗过敏作用,故评估其他药物的皮试反应时,应考虑本品对皮试的影响。

10.特殊人群用药

(1)孕妇及哺乳期妇女用药的安全性尚不明确,应慎用。

(2)儿童用药的安全性尚不明确,应慎用。

(八)药物特征比较

1.给药途径、作用时间比较

上述 β2 受体激动剂因结构、剂型和给药方式不同,所以起效时间和维持时间也不相同。具体药物的给药途径和作用时间详见表 3-5。

表 3-5 常用的 β_2 受体激动剂比较

分类	药物名称	给药途径	作用时间		孕妇、哺乳期用药妊娠分级	注释
			起效	维持		
短效类	沙丁胺醇	吸入	5 分钟	4~6 小时	孕妇、哺乳期慎用(C 级)	心脏兴奋作用是异丙肾上腺素的 1/10
		口服	30 分钟	6 小时		
	特布他林	吸入	5~30 分钟	3~6 小时	孕妇、哺乳期慎用(B 级)	心脏兴奋作用是异丙肾上腺素的 1/10
		口服	1~2 小时	4~8 小时		
	丙卡特罗	吸入	5 分钟	6~8 小时	孕妇、哺乳期慎用(尚不明确)	对 β_2 受体有高度的选择性,严禁与儿茶酚胺何用。
		口服	5 分钟	6~8 小时		
长效类	福莫特罗	吸入	3~5 分钟	8~12 小时	孕妇、哺乳期慎用(C 级)	浓度依赖型
		口服	30 分钟	12 小时		起效快,可按需用于急性症状
	沙美特罗(慢效)	吸入	30 分钟	12 小时	孕妇、哺乳期使用尚不明确(C 级)	非浓度依赖型
		口服	—	24 小时		与 SABA 合用可改善 FEV_1,且不增加心血管不良事件的发生率
	班布特罗				孕妇慎用(B 级)	为特布他林的前体

2.主要不良反应比较

β_2 受体激动剂的主要不良反应包括震颤尤其是手震颤、神经紧张、头痛、肌肉痉挛和心悸、心律失常、外周血管扩张、低血钾等。吸入剂型用药后可能出现支气管异常痉挛。

(1)沙丁胺醇:心率加快、心律失常;肌肉震颤;头晕、头痛、失眠、面部潮红;低血钾;恶心、呕吐。

(2)特布他林:心动过速、心悸;震颤;头痛、强直性痉挛、睡眠失调、行为失调;恶心、胃肠道障碍、皮疹、荨麻疹。

(3)福莫特罗:心悸、心动过速;震颤、肌肉痉挛;头痛、失眠、烦躁不安;低血钾或高血钾、血糖升高;恶心、味觉异常、皮疹、荨麻疹。

(4)丙卡特罗:心律失常、心悸;肌颤;倦怠、头痛、眩晕、耳鸣、面部潮红;恶心、胃部不适、口干、皮疹。

(5)沙美特罗:心悸、偶见心律失常;震颤、偶见肌肉痉挛、肌痛;头痛;罕见高血糖;皮疹。

(6)班布特罗:心悸、心动过速;肌肉震颤、肌肉痉挛;头痛。

三、抗胆碱能药物

用于平喘的抗胆碱药是指选择性阻断胆碱能 M 受体而缓解气道平滑肌痉挛的药物。该类药物主要拮抗气道平滑肌 M 受体,抑制细胞内 cGMP 的转化和提高 cAMP 的活性来降低细胞内的钙离子浓度,抑制肥大细胞的活性,从而松弛气道平滑肌引起的支气管扩张。同时通过抑制迷走神经兴奋,使气道黏液的分泌减少。主要用于支气管哮喘、慢性阻塞性肺疾病。

(一)应用原则与注意事项

1.应用原则

(1)抗胆碱药起效较慢且能引起支气管痉挛,故不推荐用于急性支气管痉挛的初始治疗和急救治疗。

(2)该类药物的平喘强度和起效速度均不如 β_2 受体激动剂,但作用较为持久,且不易产生耐药性,对有吸烟史的老年哮喘患者较为适宜。

2.注意事项

(1)既往对本类药物过敏者禁用。

(2)有闭角型青光眼倾向、前列腺增生、膀胱颈梗阻的患者及孕妇、哺乳期妇女慎用。

(3)吸入给药时需注意保护,防止雾化液或药物粉末接触患者的眼睛。

(4)抗胆碱药与沙丁胺醇(或其他 β_2 受体激动剂)雾化溶液合用易发生急性闭角型青光眼。

(二)异丙托溴铵(Ipratropium Bromide)

1.其他名称

爱喘乐,爱全乐,溴化异丙阿托品,溴化异丙基阿托品,溴化异丙托品。

2.药理作用

本药是对支气管平滑肌 M 受体有较高选择性的强效抗胆碱药,松弛支气管平滑肌的作用较强,对呼吸道腺体和心血管系统的作用较弱,其扩张支气管的剂量仅及抑制腺体分泌和加快心率剂量的 $1/20 \sim 1/10$。

3.药动学

口服不易吸收。气雾吸入后作用于气道局部,因此支气管扩张的时间曲线与全身药动学并不完全一致。吸入后起效时间为 5～15 分钟,持续 4～6 小时。在肝内代谢作用的持续时间为 3～4 小时,由粪便排泄。

4.适应证

用于慢性阻塞性肺疾病相关的支气管痉挛,包括慢性支气管炎、肺气肿哮喘等,可缓解喘息症状。

5.用法、用量

(1)溶液:吸入,成人(包括老年人)和12岁以上的青少年一次1个单剂量小瓶(500 μg),一天3～4次,急性发作的患者病情稳定前可重复给药。单剂量小瓶中每1 mL雾化吸入液可用氯化钠注射液稀释至终体积2～4 mL。

(2)气雾剂:吸入,成人及学龄儿童的推荐剂量为一次40～80 μg,一天3～4次。

6.不良反应

常见头痛、恶心和口干;少见心动过速、心悸、眼部调节障碍、胃肠动力障碍和尿潴留等抗胆碱能不良反应;可能引起咳嗽、局部刺激;罕见吸入刺激产生的支气管痉挛,变态反应如皮疹、舌、唇和面部血管性水肿、荨麻疹、喉头水肿。

7.禁忌证

(1)对阿托品及其衍生物过敏患者禁用。

(2)对本品过敏者禁用。

8.药物相互作用

(1)与沙丁胺醇、非诺特罗、茶碱、色甘酸钠等合用可互相增强疗效。

(2)金刚烷胺、吩噻嗪类抗精神病药、三环类抗抑郁药、单胺氧化酶抑制药及抗组胺药可增强本品的作用。

9.注意事项

(1)使用本品后可能会立即发生变态反应。

(2)应避免使眼睛接触到本品,如果在使用本品时不慎污染到眼睛,引起眼睛疼痛或不适、视物模糊等闭角型青光眼的征象,应首先使用缩瞳药并立即就医。

(3)患有囊性纤维化的患者可能会引起胃肠道蠕动的紊乱。

(4)有尿路梗阻的患者使用时发生尿潴留的危险性增高。

10.特殊人群用药

孕妇、哺乳期妇女及儿童慎用。

(三)噻托溴铵(Tiotropium Bromide)

1.其他名称

思力华,天晴速乐。

2.药理作用

本药为新型的长效抗胆碱类药物,对 5 种胆碱受体($M_1 \sim M_5$)具有相似的亲和力,通过与平滑肌的 M_3 受体结合而产生扩张支气管平滑肌的作用。支气管扩张作用呈剂量依赖性,并可持续 24 小时以上。

3.药动学

吸入后 30 分钟起效,持续时间至少为 24 小时。年轻健康志愿者对本品的绝对生物利用度为 19.5%,吸入 5 分钟后达血药峰浓度,药物的血浆蛋白结合率达 72%,V_d 为 32 L/kg。吸入给药时,仅 14% 的药物经肾排泄。

4.适应证

用于慢性阻塞性肺疾病的维持治疗,包括慢性支气管炎和肺气肿、伴随性呼吸困难的维持治疗及急性发作的预防。

5.用法、用量

吸入,一次 18 μg,一天 1 次。

6.不良反应

常见口干、便秘、念珠菌感染、鼻窦炎、咽炎;少见全身变态反应、心动过速、房颤、心悸、排尿困难、尿潴留;可发生恶心、声音嘶哑、头晕、血管性水肿、皮疹、荨麻疹、皮肤瘙痒;因吸入刺激导致的支气管痉挛,还可能有视力模糊、青光眼。

7.禁忌证

对噻托溴铵、阿托品或其衍生物过敏的患者禁用。

8.药物相互作用

不推荐本品与其他抗胆碱药物合用。

9.注意事项

(1)使用本品后有可能立即发生变态反应。

(2)下列情况慎用,如闭角型青光眼,前列腺增生,膀胱颈梗阻,中、重度肾功能不全,18 岁以下的患者。

(3)中到重度肾功能不全的患者(肌酐清除率≤50 mL/min)应对噻托溴铵的应用予以密切监控。

(4)如药粉误入眼内可能引起或加重闭角型青光眼的症状,应立即停用并就医。

10.特殊人群用药

(1)孕妇、哺乳期妇女慎用。

(2)老年患者对本品的肾清除率下降,但未见慢性阻塞性肺疾病患者的血药浓度随年龄增加而出现显著改变。

（3）尚无儿科患者应用该药的经验，＜18 岁的患者不推荐使用。

（四）药物特征比较

1.药理作用比较

异丙托溴铵对各类受体的亲和力无选择性，新一代长效抗胆碱药噻托溴铵对 M_1、M_3 受体的选择性更高、半衰期长。两种抗胆碱药的作用比较见表 3-6。

表 3-6　两种抗胆碱药的作用比较

药物	M 受体选择性	扩张支气管	抑制腺体分泌	加快心率
异丙托溴铵	无	＋＋（支气管扩张作用为抑制腺体分泌、增加心率作用的 20 倍）	＋	＋
噻托溴铵	M_3、M_1	＋＋＋（平喘作用强于异丙托溴铵）	－	－

2.不良反应比较

抗胆碱药治疗哮喘主要采用吸入给药，本类药物对支气管的扩张作用虽不如受体激动剂，起效也较慢，但不良反应轻且不易产生耐药性。

（1）异丙托溴铵：常见头痛，少见眼部调节障碍；常见恶心、口干，少见胃肠动力障碍；少见心动过速、心悸；少见血管性水肿、荨麻疹、喉头水肿和变态反应；少见尿潴留；罕见吸入刺激产生的支气管痉挛；少见眼部调节障碍。

（2）噻托溴铵：少见头晕、头痛、味觉异常，罕见失眠；常见口干，少见口腔炎、胃食管反流性疾病、便秘、恶心，罕见肠梗阻包括麻痹性肠梗阻、牙龈炎、舌炎、口咽部念珠菌病、吞咽困难；少见房颤，罕见室上性心动过速、心动过速、心悸；少见皮疹，罕见荨麻疹、瘙痒过敏（包括速发型变态反应）；少见排尿困难、尿潴留，罕见尿路感染；少见咽炎、发生困难、咳嗽、支气管痉挛、鼻出血，罕见喉炎、鼻窦炎；少见视物模糊，罕见青光眼、眼压增高。

四、吸入性糖皮质激素

吸入性糖皮质激素（inhaled corticosteroid，ICS）是防治各种类型的中-重度慢性哮喘的首选药物，具有局部药物（肺内沉积）浓度高、气道内药物活性大、疗效好和全身性不良反应少等特点。可以减轻患者的症状，提高最大呼气流量和呼吸量，降低气道高反应性，防止哮喘恶化，改善患者的生活质量。近年来认为 ICS 联合长效 β_2 激动剂（LABA）即 ICS/LABA 联合治疗有更好的疗效，并可避免单用 ICS 时因增加剂量而出现的不良反应。但须注意 ICS 在哮喘急性发作时不能立即奏效,故不能用于急性发作。

ICS 的不良反应常见为局部反应,包括反射性咳嗽、支气管痉挛、喉部刺激、口咽部念珠菌病、声嘶等,通常是暂时的、不严重的。在推荐剂量范围内,ICS 很少发生全身性不良反应。长期大剂量使用时可能引起全身反应,如骨密度降低、白内障、肾上腺抑制、糖代谢异常、易擦伤等。

(一)应用原则与注意事项

1.应用原则

(1)ICS 为控制呼吸道炎症的预防性用药,起效缓慢且须连续和规律地应用 2 天以上方能发挥作用。

(2)对哮喘急性发作和支气管平滑肌痉挛者宜合并应用 β_2 受体激动剂,以尽快松弛支气管平滑肌。

(3)应当依据哮喘的严重程度给予适当剂量,分为起始和维持剂量。当严重哮喘或哮喘持续发作时,可考虑给予全身性糖皮质激素治疗,待缓解后改为维持量或转为吸入给药。

2.注意事项

(1)掌握正确的吸入方法:掌握正确的吸入方法和技术是决定吸入糖皮质激素是否取得良好疗效和有无不良反应的关键因素。需长期吸入用药以维持巩固病情者,为预防口咽部白念珠菌感染,应于每次吸入后用清水漱口。

(2)治疗时剂量应个体化,依据患者或儿童的原治疗情况调整剂量。

(3)关注不适宜人群:ICS 禁用于对类固醇激素或其制剂辅料过敏的患者。对乳蛋白严重过敏者禁用氟替卡松干粉剂。患有活动性肺结核及肺部真菌、病毒感染者,以及儿童、孕妇慎用。

(二)倍氯米松(Beclomethasone)

1.其他名称

必可酮,安德心,贝可乐,倍可松。

2.药理作用

本药是局部应用的强效糖皮质激素。因其亲脂性强,气雾吸入后可迅速透过呼吸道和肺组织而发挥平喘作用。其局部抗炎、抗过敏疗效是泼尼松的 75 倍,是氢化可的松的 300 倍。

3.药动学

以气雾吸入的方式给药后,生物利用度为 $10\% \sim 20\%$,具有较高的清除率,较口服用药的糖皮质激素类高 3～5 倍,故全身性不良反应小。V_d 为 0.3 L/kg。$t_{1/2}$ 为 3 小时,肝脏疾病时可延长。其代谢产物的 70% 经胆汁、10%～15% 经尿排泄。

4.适应证

用于慢性支气管哮喘。

5.用法、用量

(1)成人及 12 岁以上的儿童:吸入。轻微哮喘,一天 200～400 μg 或以上,分 2～4 次用药;中度哮喘,一天 600～1 200 μg,分 2～4 次用药;严重哮喘,一天 1 000～2 000 μg,分 2～4 次用药。

(2)5～12 岁的儿童:吸入。一天 200～1 000 μg;4 岁以下的儿童一天总剂量为 100～400 μg,分次用药。

6.不良反应

常见口腔及喉部念珠菌病、声嘶、喉部刺激。

7.禁忌证

对本品过敏或本品中的其他附加成分过敏者禁用。

8.药物相互作用

(1)胰岛素与本药有拮抗作用,糖尿病患者应注意调整本药的剂量。

(2)本药可能影响甲状腺对碘的摄取、清除和转化。

9.注意事项

(1)下列情况慎用,如患有活动期和静止期的肺结核。

(2)对于长期使用糖皮质激素的儿童和青少年,应密切随访其生长状况。

(3)从口服糖皮质激素转为吸入糖皮质激素时,在很长时间内肾上腺储备功能受损的风险仍然存在,应定期监测肾上腺皮质功能。

(4)对可逆性阻塞性气道疾病(包括哮喘)的处理应常规遵循阶梯方案,并应由临床症状及通过肺功能测定监测患者的反应。

(5)本品不适用于患有重度哮喘的患者;不用于哮喘的初始治疗;应个体化用药。

(6)不可突然中断治疗。

(7)每次用药后用水漱口。

10.特殊人群用药

孕妇、哺乳期妇女慎用。

(三)布地奈德(Budesonide)

1.其他名称

雷诺考特,普米克,普米克都保,普米克令舒,布德松。

2.药理作用

本药是局部应用的不含卤素的糖皮质激素类药物,局部抗炎作用强,约为丙酸倍氯米松的 2 倍、氢化可的松的 600 倍。

3.药动学

气雾吸入给药后,10%～15%在肺部吸收,生物利用度约为 26%;粉雾吸入给药后,全身的生物利用度约为 38%,血浆蛋白结合率为 85%～90%,V_d 为 3 L/kg。吸入本药 500 μg 后,32%的药物经肾排出,15%经粪便排出。吸入给药的半衰期成人为 2～3 小时,儿童为 1.5 小时。

4.适应证

支气管哮喘,主要用于慢性持续期支气管哮喘;也可在重度慢性阻塞性肺疾病中使用。

5.用法、用量

按个体化给药。在严重哮喘和停用或减量使用口服糖皮质激素的患者,开始使用气雾剂的剂量为成人一天 200～1 600 μg,分 2～4 次使用(较轻的患者一天 200～800 μg,较严重者则是一天 800～1 600 μg);一般一次 200 μg,早、晚各一次;病情严重时一次 200 μg,一天 4 次。儿童 2～7 岁一天 200～400 μg,分 2～4 次使用;7 岁以上一天 200～800 μg,分 2～4 次使用。

鼻喷吸入用于鼻炎,一天 256 μg,可于早晨一次喷入(每侧鼻腔 128 μg)或早、晚分 2 次喷入,奏效后减至最低剂量。

6.不良反应

同其他 ICS。本品可产生局部和全身性不良反应,但由于本品在体内代谢灭活快、清除率高,故其全身性不良反应比二丙酸倍氯米松轻。

7.禁忌证

对本品过敏者禁用。

8.药物相互作用

酮康唑能提高本药的血药浓度,其作用机制可能是抑制了细胞色素 P4503A4 介导的布地奈德的代谢。

9.注意事项

(1)鼻炎、湿疹等过敏性疾病可使用抗组胺药及局部制剂进行治疗。

(2)肺结核、鼻部真菌感染和疱疹患者慎用。

(3)长期接受吸入治疗的儿童应定期测量身高。

(4)由口服糖皮质激素转为吸入布地奈德或长期高剂量治疗的患者应特别小心,可能在一段时间内处于肾上腺皮质功能不全的状况中,建议进行血液学和肾上腺皮质功能的监测。

(5)在哮喘加重或严重发作期间,或在应激择期手术期间应给予全身性糖皮质激素。

(6)应避免合用酮康唑、伊曲康唑或其他强 CYP3A4 抑制剂。若必须合用上述药物,则用药间隔时间应尽可能长。

10.特殊人群用药

(1)孕妇、哺乳期妇女慎用;本药可进入乳汁中,哺乳期妇女应避免使用,必须使用时应停止哺乳。

(2)2 岁以下儿童用药的安全性和有效性尚不明确,应避免使用。

(四)氟替卡松(Fluticasone)

1.其他名称

辅舒碟,辅舒良,辅舒良滴顺,丙酸氟替卡松,氟替卡松丙酸酯。

2.药理作用

本药为局部用强效糖皮质激素药物。脂溶性高,易于穿透细胞膜与细胞内的糖皮质激素受体结合,与受体具有高度亲和力。在呼吸道内浓度和存留的时间较长,故其局部抗炎活性更强。

3.药动学

吸入后 30 分钟作用达高峰,起效较布地奈德快 60 分钟。口服的生物利用度仅为 21%,肝清除率亦高,吸收后大部分经肝脏首关效应转化为无活性的代谢物,消除半衰期为 3.1 小时。

4.适应证

(1)用于支气管哮喘的预防性治疗,主要用于慢性持续期支气管哮喘。

(2)用于重度慢性阻塞性肺疾病。

5.用法、用量

(1)成人及 16 岁以上的儿童:吸入给药,一次 100～1 000 μg,一天 2 次;一般一次 250 μg,一天 2 次。初始剂量:①轻度哮喘,一次 100～250 μg,一天 2 次;②中度哮喘,一次 250～500 μg,一天 2 次;③重度哮喘,一次 500～1 000 μg,一天 2 次。

(2)4 岁以上的儿童:吸入给药,一次 50～100 μg,一天 2 次。

6.不良反应

其局部不良反应与其他糖皮质激素相同。

7.禁忌证

对本品过敏者禁用。

8.药物相互作用

强效细胞色素 P4503A4 酶抑制药(如酮康唑、利托那韦等)可抑制本药代谢,使其生物利用度及血药浓度增加,从而增加本药导致全身性不良反应的危险性,如库欣综合征或反馈性 HPA 轴抑制。

9.注意事项

(1)活动期或静止期肺结核患者、有糖尿病病史的患者慎用。

(2)其他同倍氯米松。

10.特殊人群用药

(1)尚缺乏妊娠期间应用本药的安全性资料,孕妇用药应权衡利弊。哺乳期妇女应权衡利弊后用药。

(2)老年人长期大剂量使用易引起骨质疏松,甚至骨质疏松性骨折。

(3)儿童用药可导致生长延迟、体重增长减缓及颅内压增高等。此外,儿童的体表面积与体重之比较大,局部用药发生反馈性下丘脑-垂体-肾上腺轴(HPA轴)抑制的危险性更大。因此儿童应谨慎用药,应尽可能采用最低的有效治疗剂量并避免长期持续使用(连续用药 4 周以上的安全性和有效性尚不明确)。

(五)药物特征比较

1.剂量比较

见表 3-7。

表 3-7　科常用 ICS 的每天剂量(μg)

药物	低剂量	中剂量	高剂量
二丙酸倍氯米松	200～500	500～1 000	＞1 000
布地奈德	200～400	400～800	＞800
丙酸氟替卡松	100～250	250～500	＞500
环索奈德	80～160	160～320	＞320

2.药理作用比较

见表 3-8。

表 3-8　ICS 的药理作用比较

比较项目	布地奈德	二丙酸倍氯米松	氟替米松
与 GCR 结合 *	9.4	0.4	18
水溶性($\mu g/mL$)	14	0.1	0.04
气道黏液浓度	最高	略高	低
与黏膜结合	最高	略高	低
肺部沉积率	最高	低	略高
抗炎作用 *	980	600	1 200
生物利用度	6%～10%	20%	<10%
肝清除率	1.4 L/min	较慢	0.9 L/min

* 以地塞米松为 1

3.不良反应比较

见表 3-9。

表 3-9　常用 ICS 的不良反应发生率(%)

不良反应	倍氯米松 MDI *	布地奈德 DPI	氟替卡松 MDI *	莫米松 DPI	曲安奈德 MDI
发声困难	<1	1～6	2～6	1～3	1～3
咳嗽	—	5	4～6	—	—
念珠菌病	—	2～4	2～5	4～6	2～4
上呼吸道感染	3～17	19～24	16～18	8～15	—
胃肠道反应	<1	1～4	1～3	1～5	2～5
头痛	8～17	13～14	5～11	17～22	7～21

* 指以 HFA(氢氟化物)为抛射剂;MDI:定量吸入气雾剂;DPI:干粉吸入剂

五、抗过敏平喘药

本类药物包括变态反应介质阻释剂色甘酸钠、酮替芬和白三烯受体阻滞剂扎鲁司特、孟鲁司特等。变态反应介质阻释剂通过稳定肺组织的肥大细胞膜,抑制变态反应介质释放,对多种炎性细胞亦有抑制作用。白三烯受体阻滞剂通过阻断半胱氨酰白三烯的合成或拮抗其与受体的作用发挥平喘作用。其平喘作用起效较慢,不宜用于哮喘急性发作期的治疗,临床上主要用于预防哮喘的发作。

(一)应用原则与注意事项

(1)该类药物主要用于预防性治疗,在哮喘急性发作时无效。

(2)白三烯受体阻滞剂起效慢,作用较弱于色甘酸钠,仅用于轻、中度哮喘和稳定期的控制,或合并应用以减少糖皮质激素和 $β_2$ 受体激动剂的剂量。

(3)白三烯受体阻滞剂在治疗哮喘上不宜单独应用,对 12 岁以下的儿童、孕妇及哺乳期妇女应权衡利弊后应用。

(二)色甘酸钠(Sodium Cromoglicate)

1.其他名称

咳乐钠,宁敏,色甘酸,色甘酸二钠,咽泰。

2.药理作用

本品无松弛支气管平滑肌的作用和 β 受体激动作用,亦无直接拮抗组胺、白三烯等过敏介质的作用和抗炎症作用,但在抗原攻击前给药可预防速发型和迟发型过敏性哮喘。亦可预防运动和其他刺激诱发的哮喘。

3.药动学

口服极少吸收。干粉喷雾吸入时其生物利用度约为 10%,吸入后 10~20 分钟即达血药峰浓度(正常人为 14~91 ng/mL,哮喘患者为 1~36 ng/mL),血浆蛋白结合率为 60%~75%, V_d 为 0.13 L/kg,血浆 $t_{1/2}$ 为 1~1.5 小时,经胆汁和尿排泄。

4.适应证

(1)用于预防支气管哮喘发作,对轻度哮喘可能有治疗作用。

(2)可用于过敏性鼻炎、季节性花粉症、春季角膜炎、结膜炎、过敏性湿疹及某些皮肤瘙痒症。

(3)可用于溃疡性结肠炎和直肠炎。

5.用法和用量

(1)干粉吸入:一次 20 mg,一天 4 次;症状减轻后一天 40~60 mg;维持量为一天 20 mg。

(2)气雾吸入:一次 3.5~7 mg,一天 3~4 次,一天最大剂量为 32 mg。

6.不良反应

鼻刺痛、烧灼感、喷嚏、头痛、嗅觉改变、一过性支气管痉挛;罕见鼻出血、皮疹等。

7.禁忌证

对本品过敏者禁用。

8.药物相互作用

(1)与异丙肾上腺素合用可提高疗效。

（2）与糖皮质激素合用可增强治疗支气管哮喘的疗效。

（3）与氨茶碱合用可减少茶碱的用量，并提高平喘疗效。

9.注意事项

（1）掌握正确的用药方法。无论气雾吸入、粉雾吸入或局部喷布，务必使药物尽量到达病变组织，喷布时间必须与患者的呼吸协调一致。

（2）本品极易潮解，应注意防潮。

（3）不要中途突然停药，以免引起哮喘复发。

（4）本品并非直接舒张支气管而属预防性作用，故应在哮喘易发季节前1～3周用药。

（5）吸入色甘酸钠可能引起支气管痉挛，可提前数分钟吸入选择性β_2受体激动剂。

（6）肝、肾功能不全者慎用。

10.特殊人群用药

孕妇及哺乳期妇女慎用。

（三）酮替芬(Ketotifen)

1.其他名称

贝卡明,喘者定,敏喘停,噻苯酮,噻喘酮。

2.药理作用

本药为强效抗组胺和过敏介质阻释剂。本品的抗组胺作用较长而抗过敏作用的持续时间较短,以上两种作用各自独立。

3.药动学

口服后吸收迅速而完全,3～4小时达血药浓度峰值。当血药浓度达到100～200 μg/mL时,本药75%与血浆蛋白结合。半衰期约1小时。一部分经肝脏代谢,60%经尿排泄,其余经粪便、汗液排泄。

4.适应证

（1）用于支气管哮喘,对过敏性、感染性和混合性哮喘都有预防发作的效果。

（2）喘息性支气管炎、过敏性咳嗽。

（3）过敏性鼻炎、过敏性结膜炎、过敏性皮炎。

5.用法、用量

口服。成人一次1 mg,一天2次;极量为一天4 mg。儿童4～6岁一次0.4 mg,6～9岁一次0.5 mg,9～14岁一次0.6 mg;以上均为一天1～2次。

6. 不良反应

常见嗜睡、倦怠、口干、恶心等胃肠道反应;偶见头痛、头晕、迟钝、体重增加。

7. 禁忌证

对本品过敏者、车辆驾驶员、机械操作者以及高空作业者工作时禁用。

8. 药物相互作用

(1)与乙醇及镇静催眠药合用可增强困倦、乏力等症状,应避免合用。

(2)与抗胆碱药合用可增加后者的不良反应。

(3)与口服降血糖药合用时,少数糖尿病患者可见血小板减少,故两者不宜合用。

(4)本品抑制齐多夫定的肝内代谢,应避免合用。

(5)本品与抗组胺药有协同作用。

9. 注意事项

过敏体质者慎用。

10. 特殊人群用药

(1)孕妇慎用;哺乳期妇女应用本品应停止哺乳。

(2)3岁以下的儿童不推荐使用本品。

(四)孟鲁司特(Montelukast)

1. 其他名称

蒙泰路特钠,孟鲁司特钠,顺尔宁。

2. 药理作用

本药为高选择性半胱氨酰白三烯(Cys-LTs)受体阻滞剂,通过抑制LTC_4、LTE_4与受体的结合,可缓解白三烯介导的支气管炎症和痉挛状态,减轻白三烯所致的激惹症状,改善肺功能。

3. 药动学

口服吸收迅速而完全,口服的平均生物利用度为64%,99%的本品与血浆蛋白结合。本品几乎被完全代谢,细胞色素P4503A4和2C9与其代谢有关。完全由胆汁排泄,在健康受试者中的平均血浆半衰期为2.7~5.5小时。

4. 适应证

用于哮喘的预防和长期治疗,包括预防白天和夜间的哮喘症状,治疗对阿司匹林敏感的哮喘患者以及预防运动诱发的支气管哮喘。也用于减轻过敏性鼻炎引起的症状(15岁及15岁以上成人的季节性过敏性鼻炎和常年性过敏性鼻炎）。

5.用法、用量

口服。成人及 15 岁以上的儿童一次 10 mg，一天 1 次；6～14 岁的儿童一次 5 mg，一天 1 次；2～5 岁的儿童一次 4 mg，一天 1 次；睡前服用咀嚼片。

6.不良反应

不良反应较轻微，通常不需终止治疗。临床试验中，本药治疗组有≥1%的患者出现与用药有关的腹痛和头痛。

7.禁忌证

对本品任何成分过敏者禁用。

8.药物相互作用

(1)利福平可减少本药的生物利用度。

(2)与苯巴比妥合用时，本药的曲线下面积（AUC）减少大约 40%，但是不推荐调整本药的使用剂量。

(3)本药在推荐剂量下不对下列药物的药动学产生有临床意义的影响，如茶碱、泼尼松、泼尼松龙、口服避孕药（炔雌醇/炔诺酮）、特非那定、地高辛和华法林。

9.注意事项

(1)在医师的指导下可逐渐减少合并使用的吸入性糖皮质激素的剂量，但不应突然停用糖皮质激素。

(2)在减少全身用糖皮质激素的剂量时，偶见嗜酸性粒细胞增多症、血管性皮疹、肺部症状恶化、心脏并发症和神经病变，因此患者在减少全身用糖皮质激素的剂量时应加以注意并做适当的临床监护。

10.特殊人群用药

(1)孕妇应避免使用本品。

(2)哺乳期妇女慎用。

(3)6 个月以下儿童用药的安全性和有效性尚未明确。

(五)扎鲁司特(Zafirlukast)

1.其他名称

安可来，扎非鲁卡。

2.药理作用

本药为口服的长效高度选择性半胱氨酰白三烯（Cys-LTs）受体阻滞剂，既能拮抗白三烯的促炎症活性，也可拮抗白三烯引起的支气管平滑肌收缩，从而减轻哮喘的有关症状和改善肺功能。使用本品不改变平滑肌对 β_2 受体的反应性，对抗原、阿司匹林、运动及冷空气等所致的支气管收缩痉挛均有良好疗效。

3.药动学

口服吸收良好，血药浓度达峰时间（t_{max}）约为 3 小时，但服药 2 小时内便可产生明显的首剂效应。血浆蛋白结合率为 99%。本药主要在肝脏代谢，消除半衰期约为 10 小时。主要经粪便排泄（89%），经尿排泄仅为口服剂量的 10%。

4.适应证

用于轻、中度慢性哮喘的预防及长期治疗。对于用 β_2 受体激动剂治疗不能完全控制病情的哮喘患者，本品可以作为一线维持治疗。

5.用法、用量

口服，成人及 12 岁以上儿童的起始剂量及维持剂量为一次 20 mg，一天 2 次。根据临床反应，剂量可逐步增加至 40 mg，一天 2 次时疗效更佳。

6.不良反应

头痛、胃肠道反应、皮疹、变态反应（荨麻疹和血管性水肿）、轻微的肢体水肿（极少）、挫伤后出血障碍、粒细胞缺乏症、AST 及 ALT 升高、高胆红素血症；罕见肝功能衰竭。

7.禁忌证

对本产品及其组分过敏者、肝功能不全者禁用。

8.药物相互作用

(1)在肝脏经 CYP2C9 药酶代谢，并抑制 CYP2C9 的活性，可升高其他 CYP2C9 抑制剂如抗真菌药氟康唑、他汀类调血脂药氟伐他汀的血药浓度。

(2)本品亦可抑制 CYP2D6 的活性，使经该药酶代谢的 β 受体阻滞剂、抗抑郁药和抗精神病药的血药浓度升高。

(3)阿司匹林可使扎鲁司特的血药浓度升高。

(4)与华法林合用可增高华法林的血药浓度，使凝血酶原时间延长。

(5)红霉素、茶碱及特非那定可降低本品的血药浓度。

9.注意事项

(1)如发生血清氨基转移酶升高等肝功能不全的症状或体征，应对患者进行相应的处理。

(2)若出现系统性嗜酸性粒细胞增多，有时临床体征表现为系统性脉管炎，与 Churg-Strauss 综合征的临床特点相一致，常与减少口服糖皮质激素的用量有关。

（3）本品不适用于解除哮喘急性发作时的支气管痉挛。

（4）不宜用本品突然替代吸入或口服的糖皮质激素治疗。

（5）对于易变性哮喘或不稳定性哮喘的治疗效果尚不明确。

10.特殊人群用药

（1）孕妇、哺乳期妇女慎用。

（2）65岁以上的老年人对本药的清除率降低，但尚无资料证明可导致药物蓄积。服用本药后，老年患者的感染率增加，但症状较轻，主要影响呼吸道，不必终止治疗。

（3）国内的资料指出，12岁以下儿童用药的安全性和有效性尚不明确，不推荐12岁以下的儿童使用。

（六）药物特征比较

1.药物相互作用比较

见表3-10。

表3-10　常用的白三烯受体调节药与有关药物的相互作用

药物	代谢酶	对P450同工酶的影响	药物相互作用
扎鲁司特	CYP2C9	抑制CYP2C9、CYP3A4	抑制华法林的代谢，能延长凝血酶原时间约35％；红霉素、特非那定和茶碱可能降低本品的血药浓度（分别约为40％、54％和30％），但本品不影响这3种药物的浓度；高剂量的阿司匹林可增加本品的血药浓度约45％
孟鲁斯特	CYP3A4 CYP2C9	不影响CYP3A4、2C9、1A2、2A6、2C19、2D6的活性；抑制CYP2C8（体外）	对华法林、特非那定、茶碱、地高辛、泼尼松龙、口服避孕药等的药动学无明显影响；苯巴比妥、利福平等肝药酶诱导剂可降低本品的AUC约40％，应酌情调整剂量；不抑制紫杉醇、罗格列酮、瑞格列奈经CYP2C8代谢

2.不良反应比较

白三烯受体阻滞剂可引起嗜酸性粒细胞增多、血管炎性皮疹、心肺系统异常和末梢神经异常，应予以注意。

（1）色甘酸钠：恶心、口干；偶见皮疹；刺激性咳嗽，偶有排尿困难。

(2)酮替芬:嗜睡、头晕目眩、头痛;口干、恶心;皮疹;体重增加。

(3)孟鲁司特:头痛、睡眠异常;腹痛、恶心、呕吐、消化不良、腹泻;肌肉痉挛、肌痛。

(4)扎鲁司特:出血障碍、粒细胞缺乏;头痛;胃肠道反应、ALT 及 AST 升高、高胆红素血症;荨麻疹和血管性水肿。

(5)曲尼司特:可见红细胞计数及血红蛋白降低、外周嗜酸性粒细胞增多;偶见头痛、眩晕、失眠、嗜睡;少见食欲缺乏、腹痛、恶心、呕吐、腹泻;可见皮疹、全身瘙痒;少见尿频、尿急、血尿。

第四章

消化科常用药

第一节 促胃肠动力药

一、多潘立酮

(一)药理作用

1.药效学

多潘立酮系苯并吡唑衍生物,拮抗外周多巴胺受体,直接阻断胃肠道多巴胺2受体而引起胃肠运动增加。多潘立酮促进上消化道的蠕动、增加食管下括约肌张力、增加胃壁张力、促进胃排空、增加胃窦和十二指肠的运动、协调幽门的收缩、抑制肠-胃-食管的反流。但对下消化道,特别是结肠的作用较弱。几乎不通过血-脑脊液屏障,对脑内多巴胺受体没有拮抗作用,因此无精神和中枢系统不良反应,也不影响胃液分泌。但可以引起血清催乳素水平升高,从而促进产后泌乳,但对催乳素瘤患者无作用。

2.药动学

可以口服、肌内注射和直肠给药。口服后吸收迅速,达到峰值浓度的时间为15～30分钟,直肠给药为1小时。肌内注射和口服10 mg,血药浓度峰值分别为40 ng/mL和23 ng/mL,直肠给药60 mg后血药浓度峰值为20 mg。由于肝脏的首过效应,口服后药物生物利用度为14%,餐后90分钟给药生物利用度明显增加,单峰值浓度推迟。口服10～60 mg剂量范围的生物利用度呈线性增加。直肠给药生物利用度与等剂量口服相似。药物浓度以胃肠局部最高,血浆次之,不易透过血-脑脊液屏障,乳汁中药物浓度仅为血清浓度的1/4。本品蛋白结合率为 92％～93％,几乎全部在肝内代谢。主要以无活性的代谢物形式经尿液和粪便排泄,小部分由乳汁排泄。24 小时内口服剂量的 30％ 由尿排泄,原形药物仅占 0.4％。4 天内约有 66％经粪便排出,其中 10％为原形药物。本品半衰期为 7～8 小时。

(二)临床应用

各种病因引起的胃排空障碍相关症状,如上腹部胀、痛、嗳气、胀气、食管或口腔有胃内容物反流等;各种病因引起的恶心、呕吐,如手术后呕吐、化疗相关性呕吐、抗帕金森综合征药物引起的呕吐、消化系统疾病引起的呕吐、神经科及妇产科疾病和尿毒症引起的呕吐、儿科疾病伴有的呕吐。多潘立酮可以促进胃排空降低胃潴留,可作为消化性溃疡(主要是胃溃疡)的辅助治疗药物。少数情况下用于产后促进泌乳。

(三)用法与用量

1.成人常规剂量

(1)口服:一次 10 mg(片剂、滴剂或混悬液),一天 2～3 次,饭前 15～30 分钟服用。也可采用下列给药方案:①胃动力低下和消化不良,一次 10 mg,一天 3～4 次;②呕吐及其他药物所致的胃肠道反应,一次 20 mg,一天 3～4 次。

(2)直肠给药:一次 60 mg,一天 2～4 次。

老年人剂量及用量同成年人。

2.儿童常规剂量

(1)口服多潘立酮混悬液的用法、用量见表 4-1。

表 4-1　儿童口服多潘立酮混悬液的用法、用量

年龄(岁)	体重(kg)	一次用量(mg)	一次用药次数(次)
1～3	10～14	3	2～3
4～6	16～20	5	2～3
7～9	22～26	6	2～3
10～12	28～32	8	2～3

(2)直肠给药:①2 岁以下儿童,一次 10 mg,一天 2～4 次;②2 岁以上儿童,一次 30 mg,一天 2～4 次。

(四)不良反应

1.中枢神经系统

偶见头痛、头晕、嗜睡、倦怠、神经过敏等。此外,国外有静脉大剂量使用本

品引起癫痫发作的报道。

2.代谢/内分泌系统

本品可促进催乳素释放。临床上如使用较大剂量可引起非哺乳期泌乳,并在一些更年期后的妇女及男性患者中出现乳房胀痛的现象;也有致月经失调的报道。

3.消化系统

偶见口干、便秘、腹泻、短时腹部痉挛性疼痛等。

4.心血管系统

国外报道本品静脉注射时可导致心律失常。

5.皮肤

偶见一过性皮疹或瘙痒。

(五)注意事项

(1)禁忌证:对本品过敏、嗜铬细胞瘤、乳腺癌、胃肠道出血、机械性肠梗阻以及妊娠期患者禁用。

(2)慎用情况:尚不明确。

(3)药物对儿童的影响:1岁以下小儿由于其代谢和血-脑脊液屏障功能发育尚不完善,使用本药时不能完全排除发生中枢神经系统不良反应的可能性,故应慎用本品。需要使用时,应密切监护。

(4)药物对妊娠的影响:孕妇禁用本品。

(5)药物对哺乳的影响:本品可少量分泌入乳汁,哺乳期妇女应慎用本品。

(6)药物对检验值或诊断的影响:用药期间血清催乳素水平可升高,但停药后即可恢复正常。

(7)本品不宜用作预防手术后呕吐的常规用药。

(8)慢性消化不良患者以口服本品为佳。用于对抗急性或亚急性症状时,可用本品栓剂。儿童患者口服时,建议使用本品混悬液。

(9)心律失常、低钾血症以及接受化疗的肿瘤患者使用本品时(尤其是静脉注射给药),有可能加重心律不齐,应注意。

(10)甲氧氯普胺也为多巴胺受体阻滞剂,与本品作用基本相似,两者不宜合用。

(11)儿童使用未稀释的本品注射液时,可导致注射部位疼痛,应用生理盐水稀释后注射。

(12)用药过量的表现:可出现心律失常、困倦、嗜睡、方向感丧失、锥体外系反应以及低血压等。以上反应多为自限性,通常在药后 24 小时内消失。

(13)用药过量的处理:本品过量时无特殊解药或特效药,应给予对症支持治疗。可采用洗胃和/或使用活性炭,以加速药物清除。使用抗胆碱药、抗震颤麻痹药以及具有抗副交感神经生理作用的抗组胺药,有助于减轻本品过量所致的锥体外系反应。

(六)药物相互作用

本品主要经细胞色素 P450(CYP3A4)酶代谢。体内试验的资料表明,与显著抑制 CYP3A4 酶的药物(如唑类抗真菌药、大环内酯类抗生素、HIV 蛋白酶抑制药、奈法唑酮等)合用,会导致本品的血药浓度升高。由于本品具有促胃动力作用,因此理论上会影响合并使用的口服药物(尤其是缓释或肠衣制剂)的吸收。本品可增加对乙酰氨基酚、氨苄西林、左旋多巴、四环素等药物的吸收速度。本品与胃肠解痉药(如苯羟甲胺、溴丙胺太林、颠茄片、山莨菪碱、阿托品等抗胆碱药)合用时,可发生药理拮抗作用,从而减弱本品作用,故不宜合用。组胺 H_2 受体阻滞剂由于可改变胃内 pH,从而减少本品在胃肠道的吸收,两者亦不宜合用。维生素 B_6 可抑制催乳素分泌,减轻本品泌乳反应。制酸药可降低本品的口服生物利用度,不宜合用。含铝盐、铋盐的药物(如硫糖铝、胶体枸橼酸铋钾、复方碳酸铋、乐得胃等),口服后能与胃黏膜蛋白结合形成络合物,对胃壁起保护作用,而本品能增强胃蠕动,促进胃排空,从而缩短上述药物在胃内的作用时间,降低其疗效。与氨茶碱合用时,氨茶碱血药浓度第一峰出现提前约 2 小时,第二峰出现却延后 2 小时;其血药浓度峰值下降,有效血药浓度维持时间却延长,类似于缓释作用,与本品合用时需调整氨茶碱的剂量和服药间隔时间。助消化药(如胃酶合剂、多酶片等消化酶类制剂)在胃内酸性环境中作用较强,由于本品加速胃排空,使助消化药迅速到达肠腔的碱性环境中而降低疗效。本品可使胃膜素在胃内停留时间缩短,难以形成保护膜。本品可减少多巴胺能激动剂(如溴隐亭、左旋多巴)的外周不良反应,如消化道症状,但不能对抗其中枢作用。本品可降低普鲁卡因、链霉素的疗效,两者不宜合用。锂制剂和地西泮与本品合用时,可引起锥体外系症状(如运动障碍等)。

二、莫沙必利

(一)理化性质

化学名称:4-氨基-5-氯-2-乙氧基-N-{[4-(4-氟苄基)-2-吗啉基]甲基}苯甲酰胺枸橼酸盐。本品为白色或类白色结晶性粉末,无臭,微苦。易溶于 N-二甲基甲酰胺和吡啶,微溶于甲醇,难溶于95%乙醇,不溶于水或乙醚。

(二)药理作用

1.药效学

本品为选择性5-羟色胺4(5-HT₄)受体激动剂,通过兴奋肌间神经丛的5-HT₄受体,刺激乙酰胆碱释放,增强胃及十二指肠运动,对小肠和结肠基本无作用,从而改善功能性消化不良患者的胃肠道症状,但不影响胃酸分泌。本品与大脑神经细胞突触膜上的多巴胺D_2受体、肾上腺素α_1受体、$5-HT_1$及$5-HT_2$受体无亲和力,所以不会引起锥体外系综合征及心血管系统不良反应。本品与中枢神经元突触膜上的多巴胺D_2、α_1、$5-HT_1$和$5-HT_2$受体无亲和力,因而没有这些受体阻滞所引起的锥体外系综合征。最新报道西沙必利在高敏患者中可出现Q-T间期延长或导致尖端扭转型室性心动过速,尽管莫沙必利的结构也是相似的苯甲酰胺类,但没有与西沙必利相似的导致尖端扭转型室性心动过速的电生理特性。

2.药动学

口服后吸收迅速,在胃肠道及肝、肾组织中浓度较高,血浆中次之,脑内几乎没有分布。健康受试者服用本品5 mg,血浆浓度达峰时间为0.8小时,血药浓度峰值为30.7 ng/mL,半衰期为2小时,曲线下面积(AUC)为67(ng·h)/mL,表观分布容积为3.5 L/kg,血浆蛋白结合率为99%,总清除率为80 L/h。本品在肝脏中由细胞色素P4503A4代谢,代谢产物主要为脱4-氟苄基莫沙必利。本品主要以代谢产物形式经尿液和粪便排泄,原形药在尿中仅占0.1%。

(三)临床应用

(1)用于功能性消化不良伴有胃灼热、嗳气、恶心、呕吐、早饱、上腹胀、上腹痛等消化道症状。

(2)用于胃食管反流性疾病、糖尿病性胃轻瘫及胃部分切除患者的胃功能障碍。

(四)用法与用量

口服,成人一次5 mg,一天3次,饭前服用。

(五)不良反应

主要表现为腹泻、腹痛、口干、皮疹、倦怠、头晕、不适、心悸等。此外,尚可出现心电图的异常改变。动物生殖毒性研究表明,本品无明显致畸作用和致突变作用。

1.心血管系统

个案报道,一例 68 岁的男性患者使用本品(15 mg/d)2 周后出现 Q-T 间期延长,并发生尖端扭转型室性心动过速,但是否与本品有关尚不明确。

2.中枢神经系统

据报道,部分患者用药期间曾出现头痛。目前尚无锥体外系不良反应的报道。

3.代谢/内分泌系统

部分患者用药后出现血清胆固醇和三酰甘油升高,但尚不清楚与本品的关系。

4.消化系统

一项非对照研究显示,一天服用本品 1.5～15 mg 的慢性胃炎患者中,便秘和恶心的发生率可达 10%,另外尚有血清氨基转移酶水平升高,口干较少见;使用本品(每次 40 mg,4 次/天,连用 2 天)治疗胃食管反流病,最常见的不良反应为恶心、呕吐和腹痛。

5.血液系统

偶见嗜酸性粒细胞增多和淋巴细胞增多,但尚不清楚与本品的关系。

(六)注意事项

1.禁忌证

对本品过敏者、胃肠道出血、穿孔者以及肠梗阻患者禁用。

2.慎用情况

青少年,肝肾功能不全者,有心力衰竭、传导阻滞、室性心律失常、心肌缺血等心脏病史者(国外资料),以及电解质紊乱(尤其是低钾血症)者(国外资料)慎用。

3.药物对儿童的影响

儿童用药的安全性尚未确定(无使用经验),建议儿童慎用本品。

4.药物对老年人的影响

老年人用药时需注意观察,如出现不良反应立即给予适当处理(如减少剂量)。

5.药物对妊娠的影响

孕妇用药的安全性尚未确定,建议孕妇避免使用本品。

6.药物对哺乳的影响

哺乳期妇女用药的安全性尚未确定,建议哺乳期妇女避免使用本品。

7.药物对检验值或诊断的影响

用药后可致嗜酸性粒细胞增多、血清三酰甘油、丙氨酸氨基转移酶(ALT)、天门冬氨酸氨基转移酶(AST)、碱性磷酸酶(ALP)和 γ-谷氨酰转移酶(γ-GT)等检验值升高。

8.用药前后及用药时应当检查或检测的指标

治疗过程中应常规进行血液生化检查,有心血管病史或合用抗心律失常药的患者应定期作心电图检查。

9.其他

(1)服用本品一段时间(通常为 2 周)后,如果功能性消化道症状无改善,应停药。

(2)与抗胆碱药合用时,应有一定的间隔时间。

(3)与可延长 Q-T 间期的药物(如普鲁卡因、奎尼丁、氟卡尼、索他洛尔、三环类抗抑郁药等)合用时应谨慎,以避免增加心律失常的危险。

(4)本品与可引起低钾血症的药物合用时应谨慎,以避免增加心律失常的危险。

(七)药物相互作用

与抗胆碱药(如硫酸阿托品、溴化丁基东莨菪碱等)合用,可能会减弱本品的作用。

三、伊托必利

(一)药理作用

1.药效学

本品通过对多巴胺 D_2 受体的拮抗作用增加乙酰胆碱的释放,而且通过抑制乙酰胆碱酯酶的活性抑制已释放的乙酰胆碱分解,从而增强胃、十二指肠运动,加速胃排空。此外,本品还具有中等强度的镇吐作用。

2.药动学

口服吸收迅速,给药后 30 分钟达血药浓度峰值。动物实验中本品主要分布在肝、肾及消化系统,较少分布在中枢神经系统,十二指肠内给药时,在胃肌肉层中的药物浓度是血药浓度的 2 倍。本品主要以代谢产物形式(75%)和原形药物(4%～5%)经尿液排泄。多次给药时,排泄率与单次给药无明显差异。本品半衰期约为 6 小时。

（二）临床应用

用于功能性消化不良引起的各种症状，如上腹部不适、餐后饱胀、早饱、食欲不振、恶心、呕吐等。

（三）用法与用量

口服，成人一次 50 mg，一天 3 次，饭前 15～30 分钟服用。

（四）不良反应

1.精神神经系统

可见头痛、刺痛、睡眠障碍、眩晕、疲劳等。

2.代谢/内分泌系统

有催乳素水平升高（在正常范围内）的报道。

3.消化系统

主要表现为腹泻、腹痛、便秘、唾液增加等。此外，尚有 AST、ALT 升高的报道。

4.血液系统

可见白细胞数量减少（确认出现异常时应停药）。

5.变态反应

可见皮疹、发热、瘙痒等。

6.其他

偶见血尿素氮、肌酐水平升高，部分患者可出现胸背部疼痛及手指发麻、颤动等。

（五）注意事项

（1）禁忌证：本品过敏者、胃肠道出血、机械梗阻或穿孔的患者禁用。

（2）慎用情况：严重肝、肾功能不全者慎用。

（3）药物对儿童的影响：儿童用药的安全性和有效性尚不明确，应避免使用。

（4）对老年人的影响：老年人生理功能下降，不良反应发生概率较高，用药后需仔细观察，一旦出现不良反应，应采取减量或停药等措施。

（5）对妊娠的影响：孕妇用药的安全性和有效性尚不明确，使用时应权衡利弊。

（6）对哺乳的影响：动物实验发现本品可分泌入乳汁，哺乳期妇女用药期间应暂停哺乳。

（7）使用本品疗效不佳时，应避免长期无目的地使用。

（8）用药中如出现心电图 Q-T 间期延长应停药。

（9）本品过量时可出现乙酰胆碱作用亢进症状，表现为视觉模糊、恶心、呕吐、腹泻、呼吸急促、哮喘、胸闷、唾液和支气管腺体分泌增加等。呕吐、腹泻严重的患者可出现低血钾。

（10）本品过量的处理：主要采取对症治疗，对乙酰胆碱作用亢进症状可用适量阿托品解救。

（六）药物相互作用

（1）本品可增强乙酰胆碱的作用，故使用时应谨慎。

（2）抗胆碱药（如替喹溴胺、丁溴东莨菪碱等）可能会减弱本品促进胃肠道运动的作用，应避免合用。

（3）本品与具有肌肉松弛作用的药物（如地西泮、氯唑沙宗等）合用，可相互减弱作用。

第二节　泻药及止泻药

一、泻药

（一）酚酞

1.作用与特点

口服后在肠内遇胆汁及碱性液形成可溶性钠盐，刺激结肠黏膜，促进其蠕动，并阻止肠液被肠壁吸收而起缓泻作用。由于小量吸收后（约 15%）进行肠肝循环的结果，其作用可持续 3～4 天。

2.适应证

适用于习惯性顽固便秘。

3.用法与用量

睡前口服 0.05～0.2 g，经 8～10 小时排便。

4.不良反应与注意事项

本品如与碳酸氢钠及氧化镁等碱性药并用，能引起变色。连用偶能引起发疹；也可出现变态反应、肠炎、皮炎及出血倾向等。婴儿禁用，幼儿及孕妇慎用。

5.制剂与规格

片剂:50 mg,100 mg。

6.医保类型及剂型

甲类:口服常释剂。

(二)开塞露

1.作用与特点

本品为治疗便秘的直肠用溶液剂,系将含山梨醇、硫酸镁或甘油的溶液装入特制塑料容器内制得。

2.适应证

便秘。

3.用法与用量

用时将容器顶端刺破,外面涂油脂少许,徐徐插入肛门,然后将药液挤入直肠内,引起排便。成人用量每次 20 mL,小儿酌减。

4.制剂与规格

溶液剂:10 mL,20 mL。本品有两种制剂,一种为含 55% 甘油制剂,另一种为含山梨醇 45%～50%、硫酸镁 10%、羟苯乙酯(尼泊金乙酯)0.05%、苯甲酸钠 0.1% 的制剂。

5.医保类型及剂型

甲类:溶液剂。

(三)硫酸镁

1.别名

硫苦,泻盐。

2.作用与特点

本品给药途径不同呈现不同的药理作用。①导泻作用:内服由于不被吸收,在肠内形成一定的渗透压,使肠内保有大量水分,刺激肠道蠕动而排便。②利胆作用:口服高浓度(33%)硫酸镁溶液,或用导管直接灌入十二指肠,可刺激十二指肠黏膜,反射性地引起胆总管括约肌松弛、胆囊收缩,促进胆囊排空,产生利胆作用。③对中枢神经系统的作用注射本品,提高细胞外液中镁离子浓度,可抑制中枢神经系统,阻断外周神经肌肉接头,从而产生镇静、镇痉、松弛骨骼肌的作用,也能降低颅内压。④对心血管系统的作用:注射给药,过量镁离子可直接舒张周围血管平滑肌,引起交感神经节冲动传递障碍,从而使血管扩张,血压下降。

⑤消炎去肿作用:本品50%溶液外用热敷患处,有消炎去肿的功效。

3.适应证

用于便秘及治疗食物或药物中毒,阻塞性黄疸及慢性胆囊炎,惊厥、尿毒症、破伤风、高血压脑病及急性肾性高血压危象等,也用于外用热敷消炎去肿。

4.用法与用量

(1)导泻:每次口服5~20 g,清晨空腹服,同时饮100~400 mL水,也可用水溶解后服用。

(2)利胆:每次2~5 g,每天3次,饭前或两餐间服;也可服用33%溶液,每次10 mL。

(3)抗惊厥、降血压等:肌内注射1次1 g,10%溶液,每次10 mL;静脉滴注每次1~2.5 g。

5.不良反应与注意事项

导泻时如服用大量浓度过高的溶液,可能自组织中吸取大量水分而导致脱水。注射须缓慢,并注意患者的呼吸与血压。如有中毒现象(如呼吸肌麻痹等)可用10%葡萄糖酸钙注射液10 mL静脉注射,以行解救。肠道出血患者、急腹症患者及孕妇、经期妇女禁用本品导泻。中枢抑制药(如苯巴比妥)中毒患者不宜使用本品导泻排除毒物,以防加重中枢抑制。

6.制剂与规格

注射液:1 g/10 mL,2.5 g/10 mL。白色合剂:由硫酸镁30 g、轻质碳酸镁5 g、薄荷水适量,配成100 mL,1次服15~30 mL。一二三灌肠剂:由50%硫酸镁溶液30 mL、甘油60 mL、蒸馏水90 mL配成,常用于各种便秘的治疗。

7.医保类型及剂型

甲类:口服液体剂、口服散剂。

(四)聚乙二醇

1.别名

福松。

2.作用与特点

本品是一种渗透性缓泻剂,作用机制基本上是物理作用:通过增加局部渗透压,使水分保留在结肠肠腔内,增加肠道内液体的保有量,因而使大便软化,进而促进其在肠道内的推动和排泄。

3.适应证

成人便秘的症状治疗。

4.用法与用量

10～20 g/d。

5.不良反应与注意事项

本品没有毒性作用已被大量的文献充分证实。

6.药物相互作用

本品与其他药物同时服用时可能会阻碍其他药物的吸收,建议最好与其他药物间隔 2 小时口服。

7.制剂与规格

粉剂:10 g。

8.医保类型及剂型

乙类:口服散剂。

(五)导肠粒

1.别名

舒立通。

2.作用与特点

本品由 81% 卵叶车前子积团纤维和 19% 番泻果苷以合理比例组成,能确保温和地调节排便习惯。卵叶车前子纤维在水中膨胀形成黏液团,以确保大便有足够水分,增加粪便在大肠内的体积,完成直肠填充,适应排便。天然的番泻果苷能轻微刺激大肠,使大肠蠕动正常。番泻果苷在药粒中逐渐释放,一般服药后 12～24 小时显效。

3.适应证

便秘,特别适用于慢性便秘;调节产后妇女的肠活动功能;长期卧床患者;习惯使用强烈泻药的患者;结肠手术后有排便困难的患者。

4.用法与用量

1～2 茶匙于晚饭后或早餐前以一杯液体送服,不应嚼碎,药物起作用后可按个别情况将剂量减至1/2～1茶匙,1～2 次/天。

5.不良反应与注意事项

肠梗阻及胃肠道狭窄患者禁用。

6.药物相互作用

勿与收敛剂或抗腹泻剂如氰苯哌酯、地芬诺酯、咯哌丁胺、氢氯化物和阿片制剂合用。

7.制剂与规格

颗粒剂:100 g×1 听(每 100 g 含卵叶车前草种子 52 g、卵叶车前草果壳 2.2 g、番泻果实 12.4 g)。

二、止泻药

(一)复方地芬诺酯

1.别名

止泻宁。

2.作用与特点

本品对肠道作用类似吗啡,可直接作用于肠平滑肌,通过抑制肠黏膜感受器,消除局部黏膜的蠕动反射而减弱肠蠕动,同时可增加肠的节段性收缩,使肠内容物通过延迟,有利于肠内水分的吸收。本品吸收后在体内主要代谢为地芬诺辛,其止泻作用比母体化合物强 5 倍。地芬诺辛的 $t_{1/2}$ 为 12～24 小时,主要由粪便排出,少量由尿中排出。

3.适应证

适用于急、慢性功能性腹泻及慢性肠炎等。

4.用法与用量

口服,每次 1～2 片,每天 2～4 次。腹泻控制后,应即减少剂量。

5.不良反应与注意事项

服药后偶见口干、腹部不适、恶心、呕吐、嗜睡、烦躁、失眠等,减量或停药后即消失。长期使用可致依赖性。肝功能不全患者及正在服用有药物依赖性患者慎用。婴儿不推荐使用。不能用作细菌性痢疾的基本治疗药物。

6.药物相互作用

可增强巴比妥类、阿片类及其他中枢抑制药的作用,故不宜合用。

7.制剂与规格

片剂:每片含盐酸地芬诺酯 2.5 mg,硫酸阿托品 0.025 mg。

8.医保类型及剂型

甲类:口服常释剂。

(二)酵母

1.别名

亿活。

2.作用与特点

本品为生物性止泻剂。布拉酵母具有抗微生物和抗毒素作用,并对肠黏膜有营养作用。布拉酵母不会被胃肠液、抗生素或磺胺类药物所破坏,在肠内具有活性作用。药理学动物实验研究表明,无论在体外或体内,该药具有抗菌(包括白色念珠菌)作用,还可促进动物体内的免疫作用。它能合成 B 族维生素,如维生素 B_1、维生素 B_2、维生素 B_6、泛酸、烟酸。此外,还能显著增加人与动物上皮细胞刷状缘内的二糖酶。

3.适应证

治疗成人或儿童感染性或非特异性腹泻。预防和治疗由抗生素诱发的结肠炎和腹泻。

4.用法与用量

口服:每次 1~2 袋或 1~2 粒,1~2 次/天。最好避免在吃饭时服用。

5.不良反应与注意事项

可引起胃部不适或腹胀感。

6.药物相互作用

不可与全身性或口服抗真菌药物及某些唑啉类衍生物合用。

7.制剂与规格

袋装:250 mg。胶囊:250 mg。

(三)嗜酸性乳杆菌

1.别名

乐托尔。

2.作用与特点

本品为灭活的嗜酸乳杆菌菌体及其代谢产物,由于采用真空冷冻干燥法,细菌经过热处理已被灭活,其代谢过程中产生的乳酸及结构未明的抗生素有直接的抑菌作用;所含 B 族维生素能刺激肠道内正常产酸菌丛的生长;对肠黏膜有非特异性免疫刺激作用,能增强免疫球蛋白的合成。

3.适应证

主要用于急慢性腹泻的对症治疗。

4.用法与用量

胶囊剂:成人及儿童每天 2 次,每次 2 粒,成人首剂量加倍;婴儿每天 2 次,每次 1~2 粒,首剂量 2 粒。

5.不良反应与注意事项

本品所含菌株已经被灭活,故与抗生素合用时不影响疗效,也不诱导病菌产生耐药性,怀孕期间用药无致畸作用的报道。

6.制剂与规格

胶囊剂:每胶囊含灭活冻干嗜酸乳杆菌 50 亿和后冻干培养基 80 mg;散剂:每小袋含灭活冻干嗜酸乳杆菌 50 亿和后冻干的培养基 160 mg。

(四)双歧三联活菌

1.别名

培菲康。

2.作用与特点

本品含双歧杆菌、嗜酸性乳杆菌及粪链球菌。直接补充正常生理性细菌,调整肠道菌群,抑制肠道中对人具有潜在危害的菌类甚至病原菌;促进机体对营养物的分解、吸收;合成机体所需的维生素;激发机体免疫力;减少肠源性毒素的产生和吸收。

3.适应证

肠菌群失调症,轻、中型急性腹泻,慢性腹泻,腹胀,便秘。

4.用法与用量

成人每次 2～3 粒,2～3 次/天,口服。6～13 岁儿童每次 1～2 粒,1～6 岁儿童每次 1 粒,1 岁以下婴儿每次 1/2 粒,2～3 次/天,口服。

5.制剂与规格

散剂:1 g,2 g。胶囊:210 mg。

(五)双歧杆菌

1.别名

丽珠肠乐。

2.作用与特点

本品可补充对人体有益的正常生理性肠道细菌,纠正菌群失调;维持正常的肠蠕动;减少内毒素来源,降低血内毒素水平;还可产生多种生物酶,使蛋白质转变成为氨基酸,脂肪转变成为脂肪酸,糖特别是乳糖分解成为乳酸,从而促进这三大营养素的吸收与利用。对于肝炎患者,能够改善肝功能,促进肝细胞功能的恢复,对于肝硬化患者,能够改善肝脏蛋白质的代谢,减轻肝脏负担,发挥保肝、护肝等作用。

3.适应证

各种原因所致肠菌群失调疾病,如急慢性肠炎、腹泻、便秘等肠功能紊乱的防治,以及菌群失调所致血内毒素升高,如急慢性肝炎、肝硬化、肝癌等的辅助治疗。

4.用法与用量

成人每次 1～2 粒,早晚各 1 次,餐后口服。儿童剂量酌减,重症加倍。婴幼儿可取出胶囊内药粉用凉开水调服。

5.制剂与规格

胶囊:10 粒。

第三节　止吐及催吐药

一、甲氧氯普胺(Metoclopramide)

(一)剂型规格

片剂:5 mg。注射液:1 mL:10 mg。

(二)适应证

用于因脑部肿瘤手术、肿瘤的放疗及化疗、脑外伤后遗症、急性颅脑损伤以及药物所引起的呕吐。对于胃胀气性消化不良、食欲不振、嗳气、恶心、呕吐有较好疗效。也可用于海空作业引起的呕吐及晕车症状。增加食管括约肌压力,从而减少全身麻醉时胃肠道反流所致吸入性肺炎的发生率;可减轻钡餐检查时的恶心、呕吐反应现象,促进钡剂通过;十二指肠插管前服用,有助于顺利插管。对糖尿病性胃轻瘫、胃下垂等有一定疗效;也用于幽门梗阻及对常规治疗无效的十二指肠溃疡。可减轻偏头痛引起的恶心,并可能由于提高胃通过率而促进麦角胺的吸收。本品的催乳作用可试用于乳量严重不足的产妇。可用于胆管疾病和慢性胰腺炎的辅助治疗。

(三)用法、用量

口服:一次 5～10 mg,一天 10～30 mg。饭前半小时服用。肌内注射:一次10～20 mg。每天剂量一般不宜超过 0.5 mg/kg,否则易引起锥体外系反应。

(四)注意事项

注射给药可能引起直立位低血压。本品大剂量或长期应用可能因阻断多巴胺受体,使胆碱能受体相对亢进而导致锥体外系反应(特别是年轻人)。主要表现为帕金森综合征,可出现肌震颤、头向后倾、斜颈、阵发性双眼向上注视、发声困难、共济失调等。可用苯海索等抗胆碱药治疗。遇光变成黄色或黄棕色后,毒性增高。

(五)不良反应

主要为镇静作用,可有倦怠、嗜睡、头晕等。其他有便秘、腹泻、皮疹及溢乳、男子乳房发育等,但较为少见。

(六)禁忌证

孕妇禁用。禁用于嗜铬细胞瘤、癫痫、进行放射治疗或化疗的乳腺癌患者,也禁用于胃肠道活动增强可导致危险的病例。

(七)药物相互作用

吩噻嗪类药物能增强本品的锥体外系不良反应,不宜合用。抗胆碱药(阿托品、丙胺太林、颠茄等)能减弱本品增强胃肠运动功能的效应,两药合用时应予注意。可降低西咪替丁的口服生物利用度,两药若必须合用,服药时间应至少间隔1小时。能增加对乙酰氨基酚、氨苄西林、左旋多巴、四环素等的吸收速率,地高辛的吸收因合用本品而减少。

(八)药物过量

表现为:深昏睡状态,神志不清;肌肉痉挛,如颈部及背部肌肉痉挛、拖曳步态、头部及面部抽搐样动作,以及双手颤抖摆动等锥体外系症状。处理:用药过量时,使用抗胆碱药物(如盐酸苯海索)、治疗帕金森病药物或抗组胺药(如苯海拉明),可有助于锥体外系反应的制止。

二、盐酸昂丹司琼(Ondansetron Hydrochloride)

(一)剂型规格

片剂:4 mg、8 mg。胶囊:8 mg。注射剂:1 mL:4 mg;2 mL:4 mg;2 mL:8 mg。

(二)适应证

本品适用于治疗由化疗和放疗引起的恶心呕吐,也可用于预防和治疗手术后引起的恶心呕吐。

(三)用法、用量

1.治疗由化疗和放疗引起的恶心、呕吐

(1)成人:给药途径和剂量应视患者情况因人而异。剂量一般为 8～32 mg;对可引起中度呕吐的化疗和放疗,应在患者接受治疗前,缓慢静脉注射 8 mg;或在治疗前 1～2 小时口服 8 mg,之后间隔 12 小时口服 8 mg。对可引起严重呕吐的化疗和放疗,可于治疗前缓慢静脉注射本品 8 mg,之后间隔 2～4 小时再缓慢静脉注射 8 mg,共 2 次;也可将本品加入 50～100 mL 生理盐水中于化疗前静脉滴注,滴注时间为 15 分钟。对可能引起严重呕吐的化疗,也可于治疗前将本品与 20 mg 地塞米松磷酸钠合用静脉滴注,以增强本品的疗效。对于上述疗法,为避免治疗后 24 小时出现恶心呕吐,均应持续让患者服药,每次 8 mg,每天 2 次,连服 5 天。

(2)儿童:化疗前按体表面积计算,每平方米静脉注射 5 mg,12 小时后再口服 4 mg,化疗后应持续给予患儿口服 4 mg,每天 2 次,连服 5 天。

(3)老年人:可依成年人给药法给药,一般不需调整。

2.预防或治疗手术后呕吐

(1)成人:一般可于麻醉诱导同时静脉滴注 4 mg,或于麻醉前 1 小时口服 8 mg,之后每隔 8 小时口服 8 mg,共 2 次。已出现术后恶心、呕吐时,可缓慢滴注 4 mg 进行治疗。

(2)肾衰竭患者:不需调整剂量、用药次数或用药途径。

(3)肝功能衰竭患者:由于本品主要自肝脏代谢,对中度或严重肝功能衰竭的患者每天用药剂量不应超过 8 mg。静脉滴注时,本品在下述溶液中是稳定的(在室温或冰箱中可保持稳定 1 周):0.9％氯化钠注射液、5％葡萄糖注射液、复方氯化钠注射液和 10％甘露醇注射液,但本品仍应于临用前配制。

(四)注意事项

怀孕期间(尤其妊娠早期)不宜使用本品。哺乳期妇女服用本品时应停止哺乳。

(五)不良反应

常见有头痛、头部和上腹部发热感、静坐不能、腹泻、皮疹、急性张力障碍性反应、便秘等;部分患者可有短暂性氨基转移酶升高;少见有支气管痉挛、心动过速、胸痛、低钾血症、心电图改变和癫痫大发作。

(六)禁忌证

有过敏史或对本品过敏者不得使用。胃肠道梗阻患者禁用。

(七)药物相互作用

与地塞米松或甲氧氯普胺合用,可以显著增强止吐效果。

(八)药物过量

过量可引起幻视、血压升高,此时适当给予对症和支持治疗。

三、托烷司琼(Tropisetron)

(一)剂型规格

注射剂:1 mL:5 mg。胶囊剂:5 mg。

(二)适应证

本品主要用于治疗癌症化疗引起的恶心、呕吐。

(三)用法、用量

每天 5 mg,总疗程 6 天。静脉给药,在化疗前将本品 5 mg 溶于 100 mL 生理盐水、林格氏液或 5％葡萄糖注射液中静脉滴注或缓慢静脉推注。口服给药,每天 1 次,每次 1 粒胶囊(5 mg),于进食前至少 1 小时服用或于早上起床后立即用水送服。疗程 2～6 天,轻症者可适当缩短疗程。

(四)注意事项

哺乳期妇女不宜应用,儿童暂不推荐使用。本品可能对血压有一定影响,因此高血压未控制的患者每天剂量不宜超过 10 mg。

(五)不良反应

常规剂量下的不良反应多为一过性,常见有头痛、便秘、头晕、疲劳及胃肠功能紊乱,如腹痛和腹泻。

(六)禁忌证

对本品过敏者及妊娠妇女禁用。

(七)药物相互作用

本品与食物同服可使吸收略延迟。本品与利福平或其他肝酶诱导剂合用可使本品血浆浓度减低,因此代谢正常者需增加剂量。

四、阿扎司琼(Azasetron)

(一)剂型规格

注射剂:2 mL:10 mg。片剂:10 mg。

(二)适应证

主要用于抗恶性肿瘤药引起的消化系统症状,如恶心、呕吐等。

(三)用法、用量

成人一般用量为 10 mg,每天一次静脉注射。

(四)注意事项

严重肝肾功能不全者慎用。有引起过敏性休克的可能,所以需要注意观察,一旦出现异常时应马上停药并给予适当处理。

(五)不良反应

精神系统方面有时出现头痛、头重或烦躁感;消化系统方面出现口渴,ALT、AST 和总胆红素上升;循环系统有时出现颜面苍白、冷感或心悸;其他方面有时出现皮疹、全身瘙痒、发热、乏力、双腿痉挛、颜面潮红及血管痛等。

(六)禁忌证

对本药及 5-HT$_3$ 受体阻滞药过敏者。胃肠道梗阻患者禁用。

(七)药物相互作用

与碱性药物,如呋塞米、甲氨蝶呤、氟尿嘧啶、吡咯他尼或依托泊苷等配伍时,有可能出现混浊或析出结晶,也可能降低本品的含量,因此本品应先与生理盐水混合后方可配伍,配伍后应在 6 小时内使用。

五、阿扑吗啡(Apomorphine)

(一)剂型规格

注射剂:1 mL:5 mg。

(二)适应证

本品用于抢救意外中毒及不能洗胃的患者。

(三)用法、用量

皮下注射:一次 2～5 mg,一次最大剂量 5 mg。

(四)注意事项

儿童、老年人、过度疲劳者及有恶心、呕吐的患者慎用。

(五)不良反应

可出现持续的呕吐、呼吸抑制、急性循环衰竭等。

(六)禁忌证

(1)与吗啡及其衍生物有交叉过敏。

(2)心力衰竭或有心力衰竭先兆的患者、醉酒状态明显者、阿片及巴比妥类中枢神经抑制药所导致的麻痹状态患者。

(七)药物相互作用

如先期服用止吐药,可降低本药的催吐作用。

第五章

泌尿科常用药

第一节　利　尿　药

利尿药(diuretics)是作用于肾脏,增加电解质和水的排泄,使尿量增多的药物。临床主要用于治疗各种原因引起的水肿,也用于非水肿性疾病如高血压、高血钙、尿崩症等的治疗。利尿药根据作用部位及利尿作用强度分为3类。①高效能利尿药:主要作用于髓襻升支粗段髓质部和皮质部,包括呋塞米、依他尼酸、布美他尼等。②中效能利尿药:主要作用于髓襻升支粗段皮质部和远曲小管近端,包括噻嗪类(如氢氯噻嗪)、氯噻酮等。③低效能利尿药:主要作用于远曲小管和集合管,如螺内酯、氨苯蝶啶、阿米洛利等。

一、利尿药作用的生理学基础

尿液的生成是通过肾小球滤过、肾小管和集合管的重吸收及分泌而实现的,利尿药通过作用于肾小管不同部位而产生利尿作用(图5-1)。

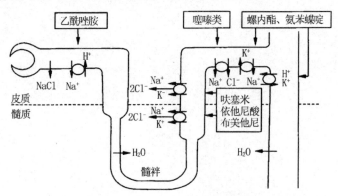

图 5-1　肾小管各段功能和利尿药作用部位

(一)肾小球滤过

正常成人每天经肾小球滤过产生的原尿达 180 L,但每天排出的尿量只有 1~2 L,这说明原尿中 99% 的水和钠在肾小管和集合管中被重吸收。故单纯增加肾小球滤过率的药物,利尿作用不理想。

(二)肾小管的重吸收

原尿经过近曲小管、髓襻、远曲小管及集合管的过程中,99% 的水、钠被重吸收。如果肾小管和集合管的上皮细胞对 Na^+ 和水的重吸收功能受到抑制,排出的钠和尿量就会明显增加。常用利尿药大多数都是通过抑制肾小管水和电解质的重吸收而产生排钠利尿作用。

1.近曲小管

此段重吸收 Na^+ 量占原尿 Na^+ 量的 60%~65%,主要通过 H^+-Na^+ 交换机制,H^+ 由肾小管细胞分泌到管液中,并将管液中 Na^+ 交换到细胞内。H^+ 来自肾小管细胞内 CO_2 和 H_2O 在碳酸酐酶的催化下生成的 H_2CO_3,乙酰唑胺可通过抑制碳酸酐酶的活性,使 H^+ 生成减少,H^+-Na^+ 交换减少,使肾小管腔内 Na^+ 和 HCO_3^- 增多,Na^+ 带出水分而产生利尿作用,但由于利尿作用较弱,又可引起代谢性酸中毒,现已少用。

2.髓襻升支粗段

髓襻升支粗段髓质和皮质部该段功能与利尿药作用关系密切,原尿中 20%~30% 的 Na^+ 在此段被重吸收,是高效利尿药作用的重要部位。髓襻升支粗段上皮细胞的管腔膜有 Na^+-K^+-$2Cl^-$ 共同转运载体将 NaCl 主动重吸收,但不伴有水的重吸收,是形成髓质高渗区、尿液浓缩机制的重要条件。当原尿流经该段时,由于此段对水不通透,随着 NaCl 的再吸收原尿渗透压逐渐减低,此为肾脏对尿液的稀释功能。而转运到髓质间液中的 NaCl 在逆流倍增机制作用下,与尿素一起共同形成髓质高渗区。当尿液流经集合管时,在抗利尿激素调节下,大量的水被重吸收,这是肾脏对尿液的浓缩功能。呋塞米等药抑制髓襻升支粗段髓质和皮质部 Na^+-K^+-$2Cl^-$ 共同转运系统的功能减少 NaCl 重吸收,一方面降低了肾脏的稀释功能,另一方面由于髓质高渗区不能形成而降低了肾脏的浓缩功能,排出大量的稀释尿,引起强大利尿作用,故为高效能利尿药。

3.远曲小管与集合管

远曲小管近端重吸收原尿中 10% 的 Na^+,由位于管腔膜的 Na^+-K^+-$2Cl^-$ 共同转运系统介导,噻嗪类利尿药抑制该段 Na^+-K^+-$2Cl^-$ 共同转运系统,可产生中度利尿作用。

远曲小管远端和集合管重吸收原尿 5% 的 Na^+,重吸收方式为 Na^+-H^+ 交换与 Na^+-K^+ 交换,Na^+-H^+ 交换受碳酸酐酶的调节,Na^+-K^+ 交换受醛固酮的调节。螺内酯、氨苯蝶啶等药作用于此部位,通过拮抗醛固酮或阻滞 Na^+ 通道,产生留 K^+ 排 Na^+ 作用而利尿,所以它们又称留钾利尿药。

二、常用的利尿药

(一)高效利尿药

高效能利尿药(襻利尿药)主要作用于髓襻升支粗段髓质部与皮质部,最大排钠能力为肾小球滤过 Na^+ 量的 20% 以上。

1.呋塞米

呋塞米(Furosemide,呋喃苯氨酸,速尿)利尿作用强大而迅速。

(1)体内过程:口服易吸收,20~30 分钟起效,2 小时达高峰,维持 6~8 小时;静脉注射后 2~10 分钟起效,30 分钟血药浓度达高峰,维持 2~4 小时。主要原形从肾脏近曲小管分泌排泄。$t_{1/2}$ 为 30~70 分钟,肾功能不全的患者 $t_{1/2}$ 为 10 小时。

(2)药理作用:本品能抑制髓襻升支粗段髓质部和皮质部的 Na^+-K^+-$2Cl^-$ 共同转运系统,从而抑制 NaCl 重吸收,同时影响肾脏对尿液的稀释和浓缩功能,利尿作用强而迅速。用药后尿量明显增加,Na^+、K^+、Cl^- 量排出增多,也增加 Mg^{2+} 和 Ca^{2+} 排出。由于 Na^+ 重吸收减少,使到达远曲小管尿液中的 Na^+ 浓度升高,促进 Na^+-K^+ 交换,K^+ 排出增加。由于排 Cl^- 量大于排 Na^+ 量,故可引起低氯性碱血症。此外,呋塞米还可抑制血管内 PG 分解酶,使 PGE_2 含量增加,能扩张小动脉,降低肾血管阻力,增加肾血流量,改善肾皮质内血流分布。

(3)临床用途。①严重水肿:可用于心、肝、肾性水肿的治疗,主要用于对其他利尿药无效的严重水肿。②肺水肿和脑水肿:对于肺水肿患者,可通过强大的利尿作用,迅速降低血容量,使回心血量减少,左心室充盈压降低,同时扩张小动脉,降低外周阻力,减轻左心室后负荷,迅速消除由左心衰竭所引起的肺水肿。对于脑水肿,由于排出大量低渗尿液,血液浓缩,血浆渗透压增高,也有助于消除脑水肿、降低颅内压。③肾衰竭:在急性肾衰竭的早期,本品产生强大的利尿作用,冲洗阻塞的肾小管,防止肾小管萎缩、坏死;同时能扩张肾血管,增加肾血流量。大剂量用于治疗慢性肾功能不全,可使尿量增加,水肿减轻。④加速毒物排泄:大量输液配合并使用呋塞米,产生强大利尿作用,加速毒物排泄,用于主要经肾排泄的药物、食物等中毒的抢救。⑤其他：高钙血症、高钾血症、心功能不全及高血压危象等的辅助治疗。

（4）不良反应与用药护理：①水与电解质紊乱，表现为低血容量、低血钠、低血钾、低氯性碱血症，长期使用还可发生低血镁。低血钾易诱发强心苷中毒，对肝硬化患者低血钾易诱发肝性脑病，所以应注意补充钾盐或与留钾利尿药合用以防低血钾。当低血钾、低血镁同时存在时，应注意纠正低血镁，否则单纯补钾不易纠正低血钾。②耳毒性：可引起与剂量有关的可逆性听力下降，表现为眩晕、耳鸣、听力下降或暂时性耳聋。肾功能不良及大剂量快速注射时更易发生。本品静脉注射要慢，并避免与氨基糖苷类抗生素合用。③胃肠道反应：表现为恶心、呕吐、腹痛、腹泻、胃肠道出血等，宜餐后服用。④高尿酸血症：由于可抑制尿酸的排泄，故长期应用可导致高尿酸血症而诱发痛风，痛风患者慎用。⑤变态反应：与磺胺类药物有交叉变态反应，可见皮疹、剥脱性皮炎、嗜酸性粒细胞增多等，偶可致间质性肾炎。长期应用可引起高血糖、高血脂。对磺胺类过敏者禁用，糖尿病、高脂血症、冠心病及孕妇慎用。

（5）药物相互作用：顺铂或氨基糖苷类抗生素与呋塞米合用，易引起耳聋；呋塞米与头孢菌素类（头孢噻啶、头孢噻吩、头孢乙腈）合用，降低头孢菌素的肾清除率，血浓度升高，加重头孢菌素对肾脏的损害；与吲哚美辛合用，可减弱呋塞米的排钠利尿和舒张血管平滑肌的作用；阿司匹林、丙磺舒可减弱呋塞米的利尿作用。

2.布美他尼与依他尼酸

布美他尼又名丁苯氧酸，本品作用和应用与呋塞米相似，特点是起效快，作用强，不良反应少，耳毒性低，用于顽固性水肿和急性肺水肿，对急慢性肾衰竭尤为适宜，对用呋塞米无效的病例仍有效；依他尼酸又名利尿酸，化学结构与呋塞米不同，但利尿作用与机制与呋塞米相似，特点是利尿作用比呋塞米弱，不良反应较严重，耳毒性发生率高，临床应用受到限制。

（二）中效能利尿药

中效能利尿药主要作用于髓襻升支粗段皮质部和远曲小管近端，最大排钠能力为肾小球滤过 Na^+ 量的 $5\%\sim10\%$。

噻嗪类是临床广泛应用的一类口服利尿药和降压药，本类药物结构相似，在肾小管的作用部位及作用机制相同，主要区别是作用强度、起效快慢及维持时间各不相同，包括氢氯噻嗪（双氢克尿塞）、氢氟噻嗪和环戊噻嗪等。氯噻酮（氯肽酮）为非噻嗪类结构药物，但药理作用与噻嗪类相似。

氢氯噻嗪的用途、不良反应及用药护理如下。

1.作用与用途

(1)利尿作用:作用部位在髓襻升支粗段皮质部和远曲小管近端。抑制该段Na^+-K^+-$2Cl^-$共同转运系统,从而抑制氯化钠的重吸收,降低肾脏对尿液的稀释功能而不影响浓缩功能,故利尿效能较呋塞米弱。尿中除含有较多的Cl^-、Na^+外,K^+的排出也增加。本品利尿作用温和,可用于消除各型水肿,其中对轻、中度心性水肿疗效较好。

(2)抗利尿作用:氢氯噻嗪可明显减少尿崩症患者的口渴感和尿量。其作用机制尚未阐明,临床上主要用于肾性尿崩症及用加压素无效的垂体性尿崩症。

(3)降血压:为治疗高血压病的基础药物之一,多与其他降压药物合用。

2.不良反应与用药护理

(1)电解质紊乱:长期应用可致低血钾、低血钠、低血镁、低氯性碱中毒等。其中低血钾症最常见,表现为恶心、呕吐、腹泻、肌无力等。为避免发生低钾血症应注意:给药宜从小剂量开始,视情况逐渐增加剂量,宜间歇给药,以减少电解质紊乱的发生;长期应用要适当补充钾盐或合用留钾利尿药,与强心苷类药物合用时要特别注意补钾,以免诱发强心苷的心脏毒性;用药期间让患者多食含钾丰富的食物。低血钠多见于低钠饮食、大量饮水、心功能不全、肝硬化及肾病综合征伴有严重水肿者服用噻嗪类利尿药时易发生。

(2)代谢障碍与剂量有关,长期应用可引起高尿酸血症、高血糖、高血脂,肾功能减退患者血尿素氮升高,痛风、糖尿病、高脂血症慎用,肾功能不全的患者禁用。

(3)变态反应可见皮疹、血小板减少、溶血性贫血、急性胰腺炎、光敏性皮炎等。与磺胺类药有交叉变态反应。

(三)低效能利尿药

低效能利尿药主要作用于远曲小管和集合管,最大排钠能力为肾小球滤过Na^+量的5%以下。

本类药物抑制该段Na^+的重吸收、减少K^+的分泌,具有留钾排钠的作用。但利尿作用弱,单用效果差,常与排钾利尿合用,以增强疗效,减少K^+、Mg^{2+}的排出。

1.螺内酯

螺内酯(Spironolactone)又名安体舒通,是人工合成的甾体化合物,化学结构与醛固酮相似。口服易吸收,服药1天起效,2~3天作用达高峰,停药2~3天后仍有利尿作用。

(1)作用与用途:螺内酯化学结构与醛固酮相似,在远曲小管末端和集合管与醛固酮竞争醛固酮受体,拮抗醛固酮而发挥排 Na^+ 留 K^+ 利尿作用。特点是利尿作用弱、起效慢,维持时间久。用于与醛固酮升高有关的顽固性水肿,如肝硬化腹水或肾病综合征患者。由于利尿作用弱,常与噻嗪类或高效利尿药合用,以提高疗效,减少血钾紊乱。

(2)不良反应与用药护理。①高钾血症:久用可引起高血钾,尤其在肾衰竭时更易发生。严重肝肾功能不全及高血钾者禁用。②性激素样作用:久用可致男性乳房发育、女性多毛症、月经周期紊乱、性功能障碍等,停药后可自行消失。③中枢神经系统反应:少数人出现头痛、嗜睡、步态不稳及精神错乱等。④胃肠道反应:恶心、呕吐、腹痛、腹泻及胃溃疡出血等。口服给药,以餐后服用为宜。胃溃疡患者禁用。

2.氨苯蝶啶和阿米洛利

氨苯蝶啶(Triamterene)和阿米洛利(Amiloride)两者化学结构不同,但作用机制相同,均为远曲小管和集合管 Na^+ 通道阻滞药。

(1)作用与用途:两者作用于远曲小管和集合管,阻断 Na^+ 的再吸收和 K^+ 的分泌,使 Na^+-K^+ 交换减少,从而产生留 K^+ 排 Na^+ 的利尿作用。该作用与醛固酮无关。常与中效或强效利尿药合用治疗各种顽固性水肿,如心力衰竭、肝硬化和肾炎等引起的水肿。

(2)不良反应与用药护理:不良反应较少,长期服用可致高钾血症,严重肝、肾功能不全及高钾血症倾向者禁用。此外,氨苯蝶啶还可抑制二氢叶酸还原酶,干扰叶酸代谢,肝硬化患者服用此药引起巨幼红细胞性贫血。偶可引起变态反应,应予注意。

第二节　脱　水　药

脱水药是指能迅速提高血浆渗透压而使组织脱水的药物,由于具有渗透性利尿作用,又称渗透性利尿药。多数脱水药的特点是:在体内不被代谢或代谢较慢。静脉注射后不易透过血管壁进入组织。易经肾小球滤过。不易被肾小管重吸收。在血浆、肾小球滤过液和肾小管腔液中形成高渗透压,吸收组织水分,产生脱水和利尿作用。临床常用的药物有甘露醇、山梨醇、高渗葡萄糖。

一、甘露醇

甘露醇为己六醇,临床用其20%的高渗水溶液。

(一)作用

1.脱水作用

静脉滴注20%的高渗水溶液,甘露醇不易从毛细血管渗入组织,能迅速提高血浆渗透压,使组织间液水分向血浆转移,产生组织脱水作用;甘露醇不易进入脑或眼前房角等有屏障的特殊组织,故静脉滴注甘露醇高渗溶液,使这些组织特别容易脱水,有效降低颅内压和眼内压。

2.利尿作用

静脉滴注后,一方面因增加血容量,使肾血流量和肾小球滤过增加;另一方面,甘露醇从肾小球滤过后使肾小管腔内维持高渗透压,阻止水和电解质的重吸收,故能利尿。静脉滴注甘露醇高渗溶液后约10分钟起效,2~3小时达高峰,持续6~8小时,其最大排Na^+能力为滤过Na^+量的15%左右,明显增加尿量,同时也增加K^+、Cl^-、HCO_3^-、Mg^{2+}等电解质的排出。

3.导泻作用

口服不吸收,刺激肠壁,使肠蠕动加快,可清洁肠道,排除体内废物。

(二)临床应用

(1)治疗脑水肿:临床多用甘露醇作为治疗急性脑水肿的首选脱水药物。

(2)青光眼:静脉滴注甘露醇可降低青光眼患者的眼内压。青光眼术前使用以降低眼内压,也可作为急性青光眼的应急治疗。

(3)防治急性肾衰竭:甘露醇可增加肾血流量,提高肾小球的滤过率;同时,通过渗透性利尿可维持足够尿流量,使肾小管充盈,稀释肾小管内有害物质,有效防止肾小管萎缩坏死。用于休克、创伤、严重感染、溶血和药物中毒等各种原因引起的急性少尿,以防治急性肾衰竭。

(4)用于肠道外科手术、纤维结肠镜检查、下消化道钡剂灌肠造影前的肠道清洁准备。

(5)其他:治疗大面积烧伤引起的水肿及促进体内毒物的排泄等。

(三)不良反应和用药监护

(1)静脉注射过快可引起头痛、头晕、视力模糊。静脉注射切勿漏出血管外,否则可引起局部组织肿胀,严重则可导致组织坏死。护士应注意观察,一旦发生,应及时更换输液部位,并进行热敷。

(2)因血容量突然增加,加重心脏负荷,心功能减退或心力衰竭者禁用。

(3)颅内有活动性出血者禁用,以免因颅内压迅速下降而加重出血。

(4)气温较低时,易析出结晶,可用热水浴(80 ℃)加温,振摇溶解后使用。

二、山梨醇

山梨醇是甘露醇的同分异构体,其作用、临床应用、不良反应与甘露醇相似。山梨醇进入体内后,部分经肝脏转化为果糖而失去高渗作用,故作用弱于甘露醇。常用 25%水溶液,治疗脑水肿、青光眼以及心肾功能正常的水肿、少尿患者。局部刺激性较大,可能导致高乳酸血症。

三、高渗葡萄糖

临床常用其 50%的高渗溶液,静脉注射时也可产生高渗性利尿和脱水作用。但因葡萄糖在体内易被代谢,作用弱且持续时间较短。单独用于脑水肿时可有反跳现象,一般与甘露醇交替使用。

四、利尿药与脱水药常用剂量

(一)呋塞米(Furosemide)

片剂:20 mg。口服,每次 20 mg,1 天 1～2 次。从小剂量开始,可增加到每天 120 mg。间歇给药,服药1～3 天,停药2～4 天。注射剂:20 mg：2 mL。每次 20 mg,每天 1 次或隔天 1 次,肌内注射或稀释后缓慢静脉滴注。

(二)布美他尼(Bumetanide)

片剂:1 mg。口服,每次 1 mg,每天 1～3 次,可逐渐增加剂量到每天 10 mg。注射剂:0.5 mg,剂量同口服。

(三)依他尼酸(Ethacrynic Acid)

片剂:25 mg。口服,每次 25 mg,每天 1～3 次。

(四)氢氯噻嗪(Hydrochlorothiazide)

片剂:10 mg、25 mg。口服,成人每次 25～50 mg,每天 1～3 次,可增加到每天 100 mg。小儿按每天1～2 mg/kg(体重),每天 2 次。

(五)苄氟噻嗪(Bendroflumethiazide)

片剂:2.5 mg、5 mg、10 mg。口服,每次 2.5～10 mg,每天 1～2 次,酌情调整

剂量。

(六)环戊噻嗪(Cyclopenthiazide)

片剂:0.25 mg、0.5 mg。口服,每次 0.25～0.5 mg,每天 2 次。

(七)氯噻酮(Chlortalidone)

片剂:25 mg、50 mg、100 mg。口服,从小剂量开始,每次 25～100 mg,每天 1 次,酌情调整剂量。

(八)美托拉宗(Metolazone)

片剂:2.5 mg、5 mg、10 mg。口服,每次 5～10 mg,每天 1 次,可酌情增加剂量。

(九)螺内酯(Spironolactone)

片剂:20 mg。口服,每次 20～40 mg,每天 2～3 次。

(十)氨苯蝶啶(Triamterene)

片剂:50 mg。口服,每次 25～50 mg,每天 2～3 次,最大剂量不超过每天 300 mg,小儿每天不超过 6 mg/kg。

(十一)阿米洛利(Amiloride)

片剂:5 mg。口服,从小剂量开始,每次 2.5～5 mg,每天 1 次。可增加到每天 20 mg。

(十二)甘露醇(Mannitol)

注射剂:10 g∶50 mL;20 g∶100 mL;50 g∶250 mL。每次 1～2 g/kg(体重),快速静脉滴注,必要时 4～6 小时重复使用。

(十三)山梨醇(Sorbitol)

注射剂:25 g∶100 mL;62.5 g∶250 mL。每次 1～2 g/kg(体重),快速静脉滴注,必要时 6～12 小时重复注射。

(十四)葡萄糖(Glucose)

注射剂:10 g∶20 mL;25 g∶50 mL;50 g∶100 mL。每次 40～60 mL(20～30 g),静脉注射。

第六章

内分泌科常用药

第一节 肾上腺皮质激素类药

一、糖皮质激素

糖皮质激素的作用复杂,而且与剂量相关。糖皮质激素在生理情况下主要影响正常物质代谢;在应激状态下机体可大量分泌,通过允许作用等使机体适应内外环境变化;超生理剂量情况下,则具有抗炎、抗过敏、抗休克和抑制免疫反应等多种药理作用。糖皮质激素临床应用广泛,不适当地使用或长期大剂量应用可导致多种不良反应和并发症,甚至危及生命,值得重视。

(一)体内过程

注射、口服均可。口服可的松或氢化可的松后 1～2 小时血药浓度达高峰,氢化可的松的血浆 $t_{1/2}$ 为 80～144 分钟,作用持续 8～12 小时。氢化可的松进入血液后约 90% 与血浆蛋白呈可逆性结合,具有活性的游离型约占 10%。其中约80% 与皮质激素运载蛋白(corticosteroid binding globulin,CBG)结合,CBG 在肝中合成,受多种因素影响。雌激素促进 CBG 合成,在妊娠时雌激素水平增加,血浆中 CBG 浓度增高 2～3 倍,游离型激素减少;肝、肾疾病时,CBG 减少,游离型激素增多。

糖皮质激素在肝脏中代谢转化,首先是第 4 位碳(C_4)和第 5 位碳(C_5)的双键被加氢还原;随之第 3 位碳原子上的酮基由羟基取代,进而羟基与葡萄糖醛酸或硫酸结合,而由尿中排出。可的松与泼尼松等第 11 位碳原子(C_{11})上的氧,在肝中转化为羟基,生成氢化可的松和泼尼松龙才有活性。

因此,当肝、肾功能不全时,糖皮质激素药物的血浆 $t_{1/2}$ 延长;严重肝功能不全的患者只能用氢化可的松或泼尼松龙;苯巴比妥、苯妥英钠和利福平等肝药酶诱导剂与糖皮质激素合用时,可加快其分解,故须增加糖皮质激素的用量;甲状腺功能亢进时,可使肝灭活皮质激素加速,$t_{1/2}$ 缩短。

(二)药理作用及机制

糖皮质激素作用的靶细胞广泛,分布于肝、脑、骨、肺、胃肠平滑肌、骨骼肌、胸腺、淋巴细胞和成纤维细胞等处,并且作用复杂,受剂量影响。糖皮质激素在生理剂量下主要是对机体的物质代谢产生影响,而在超生理剂量(药理剂量)时还发挥了其他药理作用。

1.对代谢的影响

(1)糖代谢:糖皮质激素是调节机体糖代谢的主要激素,可以增加肝糖原和肌糖原含量并升高血糖。其机制是:①利用肌肉蛋白质代谢中的一些氨基酸及中间代谢产物作为原料合成糖原,促进糖异生;②减少机体组织对葡萄糖的利用;③增加丙酮酸和乳酸等中间代谢产物在肝脏和肾脏合成葡萄糖。

(2)蛋白质代谢:糖皮质激素增加胸腺、肌肉和骨等组织蛋白质分解代谢,增加尿中氮的排泄量,使尿氮排出增多,导致机体负氮平衡;当大剂量时还可抑制蛋白质合成。因此,大剂量糖皮质激素应用可以引起骨质疏松、皮肤变薄和伤口愈合延缓等。当采用糖皮质激素长期治疗有严重损失蛋白质的肾病患者及多种影响蛋白质代谢的疾病时,应注意应用蛋白质同化类激素以平衡蛋白代谢。

(3)脂肪代谢:短期应用对脂肪代谢无明显影响。而长期大剂量应用可升高血浆胆固醇,激活皮下的酯酶,促使皮下脂肪分解,同时脂肪重新分布于面部、胸、背及臀部,形成向心性肥胖,表现为"满月脸、水牛背",呈现面圆、背厚、躯干部肥胖而四肢消瘦的特殊体形。

(4)水和电解质代谢:糖皮质激素有较弱的潴钠排钾,长期使用可出现低钾血症;糖皮质激素具有利尿作用,其机制是增加肾小球滤过率、拮抗抗利尿激素和减少肾小管对水的重吸收;过多时引起低钙血症,其机制可能是减少小肠对钙的吸收、抑制肾小管对钙的重吸收而促进尿钙排泄。

2.抗炎作用

糖皮质激素抗炎作用较强,能抑制物理性、化学性、感染性和免疫性等多种原因引起的炎症反应。在炎症早期,糖皮质激素改善红、肿、热、痛等炎症症状,与其增加血管的紧张性、减轻充血、降低毛细血管的通透性、抑制白细胞浸润及吞噬反应和减少各种炎症因子的释放有关;在炎症后期,糖皮质激素抑制肉芽组织增生、防止粘连和瘢痕形成,可能与其抑制毛细血管和成纤维细胞的增生有关。

糖皮质激素抗炎作用的机制有基因效应和非基因快速效应,其中基因效应为主要机制。糖皮质激素通过细胞膜与胞质内的糖皮质激素受体(glucocorticoid receptor,GR)结合而发挥作用。其中 GR 有 GRα 和 GRβ 两种亚型,未活化的 GRα 在胞质内与热休克蛋白 90(heat shock protein 90,HSP$_{90}$)等结合形成复合体,该复合体与激素结合后,构型发生变化,HSP$_{90}$等成分与 GRα 分离,随之类固醇-受体复合体易位进入细胞核,在细胞核内与特异性 DNA 位点即靶基因的启动子序列的糖皮质激素反应元件(glucocorticoid response element,GRE)或负性糖皮质激素反应元件(negative glucocorticoid response element,nGRE)结合,影响基因转录,引起转录增加或减少,进而抑制 TNF-α、IL-1、IL-2、IL-6、IL-8 等炎性细胞因子和 E-选择素、ICAM-1 等黏附分子的表达,增加多种抗炎介质和炎症抑制蛋白的表达,同时减少 PGE$_2$ 和白三烯类炎症介质的表达,诱导炎细胞凋亡,而发挥抗炎作用。非基因快速效应也参与糖皮质激素抗炎作用,其特点为起效迅速,对转录和蛋白质合成抑制剂不敏感,与细胞膜类固醇受体相关。

3.免疫抑制与抗过敏作用

糖皮质激素能抑制免疫过程的多个环节,可用于治疗自身免疫性疾病和抑制组织器官的排异反应,同时因其可以抑制因变态反应而产生的一系列病理变化而用于解除许多过敏性疾病的症状。

(1)抑制免疫系统作用:糖皮质激素对免疫过程的多个环节均有抑制作用。小剂量糖皮质激素主要抑制细胞免疫,而大剂量糖皮质激素主要干扰体液免疫。其机制是通过诱导淋巴细胞 DNA 降解,抑制淋巴细胞中 DNA、RNA 和蛋白质生物合成,诱导淋巴细胞凋亡,抑制核转录因子 NF-κB 活性等。该抑制作用与种属有关,小鼠、大鼠、家兔等较敏感,能使胸腺缩小,脾脏淋巴结减少,血中淋巴细胞溶解;而豚鼠、猴和人的敏感性则较差。由于糖皮质激素干扰淋巴组织的分裂和增殖,阻断致敏 T 淋巴细胞的单核细胞和巨噬细胞的聚集等,临床可用于抑制组织器官的移植排斥反应和皮肤迟发型变态反应。

(2)抗过敏作用:糖皮质激素可减少组胺、5-羟色胺、过敏性慢反应物质和缓激肽等过敏介质的产生,抑制变态反应的病理变化,从而减轻过敏症状。

4.抗休克作用

大剂量糖皮质激素具有抗休克作用,其机制可能是:抑制炎性因子和心肌抑制因子的产生;扩张痉挛收缩的血管以及增加心脏收缩力;对抗细菌内毒素对机体的刺激,减轻细胞损伤,缓解毒血症症状;降低血管对某些缩血管活性物质的敏感性,恢复微循环血流动力学,改善休克状态。临床上常用于严重休克,特别是感染中毒性休克的治疗。

5.其他作用

(1)允许作用:糖皮质激素对某些组织细胞无直接活性,但可为其他激素发挥作用提供有利条件,称为允许作用。如糖皮质激素可增强儿茶酚胺的血管收缩作用等。

(2)退热作用:糖皮质激素具有迅速而良好的退热作用,其退热机制可能与糖皮质激素抑制体温中枢对致热源的反应、稳定溶酶体膜,减少内源性致热源的释放有关。故临床上可用于治疗严重的中毒性感染(如败血症、脑膜炎等)的发热。

(3)应激状态:糖皮质激素可增强应激能力,机体在应激状态下对糖皮质激素的需要量增加,需及时适当地补充糖皮质激素。其机制可能与糖皮质激素维持心血管对儿茶酚胺的反应性以及抗炎、抗过敏和允许作用等有关。

(4)血液系统:糖皮质激素刺激骨髓造血,增加红细胞和血红蛋白含量;大剂量糖皮质激素可增加血小板,提高纤维蛋白原浓度,缩短凝血酶原时间;同时可刺激骨髓中的中性粒细胞释放,降低其游走、吞噬、消化及糖酵解等功能,减弱对炎症区的浸润与吞噬。

(5)中枢神经系统:糖皮质激素增强中枢兴奋性,大量长期应用可引起欣快、兴奋、失眠等,偶可诱发精神失常;同时可降低大脑的电兴奋阈值,诱发癫痫发作,故精神病患者和癫痫患者慎用;大剂量可致儿童惊厥。

(6)骨骼系统:糖皮质激素可抑制成骨细胞的活力,使骨中胶原的合成减少,促进分解骨胶原和骨基质,骨质形成障碍;同时促进尿钙排泄,使骨盐进一步减少。因此长期大量应用糖皮质激素可出现骨质疏松,腰背痛,甚至压缩性骨折。

(7)心血管系统:糖皮质激素增加血管壁肾上腺受体的表达,使血管对其他活性物质的反应性增强。因此 Cushing 综合征和应用糖皮质激素治疗者可出现高血压。

(8)消化系统:糖皮质激素增加胃蛋白酶和胃酸的分泌,增加食欲,促进消化,大剂量可诱发或加重胃及十二指肠溃疡。

(9)结缔组织与皮肤:糖皮质激素抑制结缔组织中成纤维细胞的增生和胶原的合成,防止粘连及瘢痕的形成,可用于治疗以增生为主的慢性炎症。

(三)临床应用

1.严重感染或炎症并发症

(1)严重急性感染:主要用于中毒性感染或伴有休克者,应在足量有效抗菌药物治疗感染的同时,可应用糖皮质激素辅助治疗。病毒性感染一般不应用激素治疗,以免因应用糖皮质激素后导致机体防御能力降低而使感染扩散、病情加重。但在一些重症的病毒感染,如严重急性呼吸综合征(severe acute respiratory syndrome,SARS),又称传染性非典型肺炎,是一种由冠状病毒引起的严重的肺部感染,部分重症患者出现肺间质单个核细胞浸润、肺泡腔内细胞性纤维黏液样渗出物及肺水肿等,符合急性呼吸窘迫综合征(acute respiratory distress syndrome,ARDS)的表现。应用糖皮质激素可抑制全身炎症反应、减轻肺渗出和损伤过程,可用于 SARS 治疗,但同时可能出现严重不良反应,少部分患者后期可出现股骨头坏死,因此,目前对治疗 SARS 时如何应用糖皮质激素(指征、时机、疗程以及撤药等)尚存在着一些争议。此外,对结核病的急性期,尤其是以渗出为主的结核病(如结核性脑膜炎、胸膜炎及腹膜炎等),抗结核药与短期糖皮质激素联合应用,可快速退热、减轻炎症渗出、减少纤维增生及粘连,通常为常规剂量的 1/2~2/3。

(2)防治炎症并发症:糖皮质激素类药物减少炎性渗出,防止组织过度破坏,抑制组织粘连及瘢痕的形成,可用于防治炎症并发症发生。如风湿性心瓣膜炎、脑炎、心包炎、损伤性关节炎及睾丸炎等可产生粘连和瘢痕,引起严重功能障碍,可应用糖皮质激素类药物改善预后;虹膜炎、角膜炎、视网膜炎和视神经炎等非特异性眼炎,糖皮质激素类药物可迅速消炎止痛,防止角膜混浊和瘢痕粘连的发生,但角膜溃疡患者禁用。

2.免疫相关性疾病

(1)自身免疫性疾病:应用糖皮质激素可缓解如严重风湿热、风湿性及类风湿性关节炎、全身性红斑狼疮、自身免疫性贫血和肾病综合征等自身免疫性疾病症状。目前认为原发性或某些继发性肾小球疾病多属于免疫学范畴,在治疗上仍以糖皮质激素为主,如常选用大剂量甲泼尼龙冲击疗法治疗原发性急进性肾小球肾炎。

(2)过敏性疾病:糖皮质激素可用于荨麻疹、血管神经性水肿、支气管哮喘和过敏性休克等疾病,吸入型糖皮质激素可用于应用肾上腺素受体激动剂和抗组胺药物效果不佳的哮喘。

(3)器官移植排斥反应:糖皮质激素可预防异体器官移植手术后所产生的免

疫性排斥反应,通常采用氢化可的松静脉给药,3 日序贯用量为 3 g、2 g 和 1 g,必要时加用环孢素 A。若已发生器官移植排斥反应,可应用大剂量氢化可的松静脉滴注,待排斥反应控制后再逐步减少剂量,至口服最小维持量。

3.抗休克治疗

对于感染中毒性休克,在有效的抗菌药物治疗情况下,及早、短时间应用大剂量糖皮质激素,待微循环改善、休克状态解除时停用。对于过敏性休克,可与首选药肾上腺素合用,病情较重或进展较快者,可静脉滴注氢化可的松 200～400 mg,根据情况调整剂量,待好转后逐渐减量。对于低血容量性休克,若常规补液、纠正离子紊乱或输血后效果不佳者,可联合应用大剂量糖皮质激素。

4.血液系统疾病

常与抗肿瘤药物联合治疗儿童急性淋巴细胞性白血病,其中泼尼松用量为(40～60)mg/d,晨服一次,连续 4 周,但对急性非淋巴细胞性白血病的疗效差。糖皮质激素还可用于再生障碍性贫血、粒细胞减少症、血小板减少症和过敏性紫癜等的治疗。

5.局部应用

氢化可的松、泼尼松龙或肤氢松等软膏、霜剂或洗剂可用于湿疹、肛门瘙痒、接触性皮炎和牛皮癣等局部用药;醋酸氢化可的松或醋酸泼尼松龙混悬液加入1%普鲁卡因注射液,经肌内、韧带压痛点或关节腔内注射用于肌肉、韧带或关节劳损的治疗;变态反应性鼻炎可鼻腔局部用药。

6.恶性肿瘤

糖皮质激素改善晚期癌症的症状,改善胸膜和肺转移引起的呼吸困难、肝转移引起的疼痛、脑转移引起的颅内压迫症状、骨转移引起的严重疼痛等。

7.替代疗法

用于原发性肾上腺皮质功能减退症或继发性肾上腺皮质功能减退症(脑垂体前叶功能减退及肾上腺次全切除后)。维持量为可的松(12.5～25)mg/d 或氢化可的松(10～20)mg/d,通常早晨为全天剂量的2/3,下午为1/3。

(四)不良反应及注意事项

1.长期大剂量应用引起的不良反应

(1)医源性肾上腺皮质功能亢进:是由于过量糖皮质激素应用引起水盐代谢、糖代谢、脂代谢等紊乱。临床表现为满月脸、水牛背、向心性肥胖,皮肤变薄、紫纹,多毛、痤疮、低血钾、高血压、高血糖等,停药后症状可减轻或消失,必要时可对症处理。故高血压、心功能不全、肾功能不全及糖尿病患者禁用或慎用。

（2）诱发或加重感染：长期应用糖皮质激素可诱发感染或使体内潜在病灶扩散，特别是在白血病、再生障碍性贫血、肾病综合征等抵抗力降低的患者中更易发生。

（3）消化系统并发症：糖皮质激素可诱发或加重胃、十二指肠溃疡，甚至造成消化道出血或穿孔，其机制可能与刺激胃酸、胃蛋白酶的分泌、抑制胃黏液分泌有关。少数患者可诱发胰腺炎。

（4）心血管系统并发症：长期应用糖皮质激素引起钠、水潴留和血脂异常，导致高血压病和动脉粥样硬化等。

（5）骨质疏松、肌肉萎缩、伤口愈合迟缓等并发症：其机制与糖皮质激素促进蛋白质分解、抑制其合成及增加钙、磷排泄有关。骨质疏松多见于儿童、绝经妇女和老年人。儿童用药期间需关注生长发育状况。

（6）无菌性股骨头坏死：长期使用激素引起高脂血症，中性脂肪的栓子易黏附于血管壁上，阻塞软骨下的骨终末动脉，使血管栓塞造成股骨头无菌性缺血坏死。

（7）糖尿病：糖皮质激素促进糖异生，降低组织对葡萄糖的利用，抑制肾小管对葡萄糖的重吸收作用，因而长期应用超生理剂量糖皮质激素，可引起糖代谢紊乱，约半数患者出现糖耐量受损或糖尿病，故用药期间需监测患者血糖水平。

（8）青光眼：有报道长期持续应用糖皮质激素的患者约40%发生糖皮质激素性青光眼。

2.停药反应

（1）医源性肾上腺皮质功能不全：长期大剂量应用糖皮质激素，可反馈性抑制垂体-肾上腺皮质轴功能，当糖皮质激素减量速度过快或突然停药，可出现恶心、呕吐、乏力、低血压和休克等症状，即引起肾上腺皮质功能不全或危象，需及时抢救。肾上腺皮质功能的恢复时间与用药剂量、用药时间和个体差异等有关，通常垂体分泌ACTH的功能恢复需3～5个月，肾上腺皮质的功能恢复需6～9个月，甚至1～2年才能恢复。防治方法：逐渐缓慢减量停药；停用激素前需连续应用ACTH 5～7天；当停药1年内遇应激情况（如感染或手术等），及时给予足量的糖皮质激素。

（2）反跳现象：若患者对糖皮质激素产生依赖性或病情尚未完全控制，突然停药或减量过快时可导致疾病复发或恶化，通常需加大剂量，待缓解后再缓慢减量、停药。

(五)禁忌证

糖皮质激素的禁忌证有:严重的精神病(既往或现在)和癫痫、活动性消化性溃疡病、新近胃肠吻合术、骨折、创伤修复期、角膜溃疡、肾上腺皮质功能亢进症、严重高血压病、糖尿病、孕妇以及抗菌药物不能控制的感染等。当存在适应证与禁忌证并存的时候,应权衡利弊,决定是否应用。

(六)注意事项

(1)对于易发骨质疏松人群,适当补充蛋白质、维生素 D 和钙盐。

(2)糖皮质激素与水杨酸盐类药物合用时,加快消除而降低疗效,同时增加消化性溃疡的危险性。

(3)与强心苷和利尿剂合用,应注意补钾。

(4)苯巴比妥和苯妥英钠等肝药酶诱导剂加速糖皮质激素代谢,两者合用需要调整剂量。

(5)影响糖代谢,降低降糖药物的效果,当合用时注意调整剂量。

(6)降低抗凝药物的效果,当合用时注意调整剂量。

(七)合理应用原则

(1)注意掌握适应证、禁忌证,根据具体情况,权衡利弊,决定是否用药。

(2)根据疾病的性质、病情严重程度选择合适的药物、合适的剂量、疗程及用法,严密观察疗效和不良反应及并发症,及时调整剂量。

(3)逐渐减药、停药,防止疾病复发或肾上腺皮质功能不全。

(4)对于长期使用糖皮质激素者,及时给予促皮质激素,防止肾上腺皮质功能减退的发生,适当补钙、补钾等。

(八)用法与疗程

1.大剂量冲击疗法

适用于急性、重度、危及生命的疾病的抢救,常用氢化可的松静脉给药,首剂 $200\sim300$ mg,一日量可超过 1 g,以后逐渐减量,疗程 $3\sim5$ 天。大剂量应用时宜并用氢氧化铝凝胶等防治急性消化道出血。

2.一般剂量长期疗法

多用于结缔组织病和肾病综合征等。糖皮质激素的分泌具有昼夜节律性,每天上午 $8\sim10$ 时为分泌高峰,随后逐渐下降,午夜 12 时为分泌低潮,这是由于 ACTH 昼夜节律性所引起。临床用药依据这种节律进行,以减少糖皮质激素对肾上腺皮质功能的影响。目前维持量用法有两种:①每天晨给药法:即每晨 $7\sim$

8时给药 1 次,用作用时间较短的可的松、氢化可的松等;②隔晨给药法:即每隔一日,早晨 7～8 时给药 1 次,此法应当用中效的泼尼松、泼尼松龙,而不用长效的糖皮质激素,以免引起对下丘脑-垂体-肾上腺轴的抑制。若出现以下情况之一者,应停药:①维持量已减至正常基础需要量:如泼尼松每天 5.0～7.5 mg,经过长期观察,病情稳定、不活动者;②治疗效果差而需要更改治疗方案者;③出现严重不良反应或并发症,不能继续用药者。

3.小剂量替代疗法

适用于治疗原发性肾上腺皮质功能不全症(包括肾上腺危象、艾迪生病)、继发性肾上腺皮质功能不全症(垂体功能减退)及肾上腺次全切除术后。一般维持剂量,可的松每天 12.5～25 mg,或氢化可的松每天 10～20 mg。

二、盐皮质激素

盐皮质激素主要有醛固酮和去氧皮质酮两种,对维持机体正常的水、电解质代谢起着重要作用。

(一)药理作用及机制

醛固酮主要作用为潴钠排钾,作用于肾脏的远曲小管,与肾远曲小管上皮细胞内特殊受体相结合,转位进入细胞核,合成醛固酮诱导蛋白质(aldosterone induced protein,AIP),增加 Na^+ 通道(ENaC)活性,促进 Na^+ 的重吸收。醛固酮是作用最强的盐皮质激素,其潴钠排钾作用是等量糖皮质激素的 500 倍,但由于糖皮质激素在正常生理状态下分泌量大,故糖皮质激素对于水盐代谢起重要作用。醛固酮日分泌量相对较少,若醛固酮分泌过多,可致低血钾、组织水肿及高血压,若分泌低则导致低血压和低血钠。去氧皮质酮分泌量少,潴钠作用只有醛固酮的 1％～3％,但远较氢化可的松潴钠作用强。

(二)体内过程

醛固酮肌内注射吸收效果好,肠内不易吸收,其 70％～80％ 与血浆蛋白结合,肝中灭活,无蓄积作用。去氧皮质酮肠内吸收不佳且易被破坏,体内转化为孕二醇,尿中排泄,目前主要应用油剂注射液作肌内注射。

(三)临床应用

慢性肾上腺皮质功能减退症的患者病情较重或单用糖皮质激素类无效者,若出现严重的失钠、失水和钾潴留时,可应用去氧皮质酮与糖皮质激素类联合替代治疗,纠正水和电解质失衡。

三、促肾上腺皮质素与皮质激素抑制药

(一)促肾上腺皮质素

促肾上腺皮质激素由垂体前叶嗜碱细胞合成分泌,受下丘脑促肾上腺皮质激素释放激素(corticotropin releasing hormone,CRH)的调节和糖皮质激素的负反馈调节,使下丘脑-垂体和肾上腺轴动态平衡。正常血浆 ACTH 浓度为 22 pg/mL(8 时)、9.6 pg/mL(22 时)。

人工合成的 ACTH 具有 24 个氨基酸残基,由于口服后在胃内被胃蛋白酶破坏而失效,只能注射,其血浆 $t_{1/2}$ 约为 10～15 分钟,其主要作用是促进糖皮质激素分泌,但必须在肾上腺皮质功能正常情况下才能发挥作用。用药 2 小时后,肾上腺皮质开始分泌氢化可的松。

临床上主要用于 ACTH 兴奋性试验以判断肾上腺皮质贮备功能,用于诊断脑垂体前叶-肾上腺皮质功能状态,评估长期使用糖皮质激素的肾上腺皮质功能,防止因停药而发生肾上腺皮质功能不全。

(二)皮质激素抑制药

肾上腺肿瘤患者常规首选手术治疗,当存在有手术禁忌证时,可应用皮质激素抑制剂代替外科的肾上腺皮质切除术,临床常用的有米托坦和美替拉酮等。

1.米托坦为杀虫剂 DDT 类化合物。

(1)药理作用及机制:米托坦能相对选择性地作用于肾上腺皮质的束状带及网状带细胞,使其萎缩、坏死,不作用于球状带且不影响醛固酮分泌,同时对肾上腺皮质正常的细胞或瘤细胞都有损伤作用。

(2)体内过程:口服可以吸收,分布于全身各部,脂肪是主要的贮藏器官,其水溶性代谢产物约占给药量的 25%,由尿中排出,60% 以原形由粪中排出。停止给药 6～9 周后,在血浆中仍能测到微量的米托坦。用药后血、尿中氢化可的松及其他代谢物迅速减少。

(3)适应证:无法手术切除的肾上腺皮质癌、复发癌以及肾上腺皮质癌术后辅助治疗。

(4)不良反应:可有消化道不适、皮疹、乏力、头晕、眩晕、中枢抑制及运动失调等反应,减小药物剂量上述症状可消失。

2.美替拉酮

(1)药理作用及机制:抑制 11β-羟化,干扰 11-去氧皮质酮、11-去氧氢化可的松转化为皮质酮和氢化可的松,降低两者血浆水平;同时反馈性地促进 ACTH

分泌,使 11-去氧皮质酮和 11-去氧氢化可的松代偿性增加,尿中 17-羟类固醇相应增加。

(2)适应证:肾上腺皮质肿瘤、肾上腺皮质癌和分泌 ACTH 肿瘤所引起的氢化可的松过多者,以及用于垂体释放 ACTH 功能试验。

3.氨鲁米特

(1)药理作用及机制:抑制胆固醇转变为 20α-羟胆固醇,从而阻断类固醇生物合成,抑制氢化可的松和醛固酮的合成。

(2)体内过程:20%与血浆蛋白结合,平均血浆 $t_{1/2}$ 约为 12 小时。

(3)适应证:有效减少肾上腺肿瘤和 ACTH 过度分泌时增多的氢化可的松;与美替拉酮合用,治疗由垂体所致 ACTH 过度分泌诱发的 Cushing 综合征。为了防止肾上腺功能不全,可给予生理剂量的氢化可的松。

(4)注意事项:妊娠、哺乳期妇女及儿童禁用。注意监测血常规和血电解质。口服降糖药、地塞米松和香豆素类抗凝药等加速药物代谢,注意调整药物剂量。

(5)不良反应:嗜睡、乏力、头晕等中枢神经抑制症状,通常 4 周左右逐渐消失;皮疹出现在用药后10～15 天,多数可自行消退;血小板或白细胞减少及甲状腺功能减退罕见。

4.酮康唑

(1)药理作用及机制:是一种抗真菌药,可阻断真菌类固醇的合成。

(2)适应证:治疗 Cushing 综合征和前列腺癌。

(3)体内过程:口服吸收良好,吸收后分布于全身,84%与血浆蛋白结合,15%与血细胞结合,游离型占 1%。肝脏代谢,代谢物及少量原形从胆道排泄。

(4)不良反应:当大剂量应用时,可出现胃肠道不良反应及肝功能损害。

第二节　甲状腺激素及抗甲状腺药

一、甲状腺激素

(一)甲状腺激素的结构

甲状腺激素为碘化酪氨酸的衍生物,T_4 和 T_3 都含有无机碘,其结构独特。以醚键或硫醚键相连的两个苯环相互垂直,其中环Ⅰ有带羧基的侧链与环Ⅱ的酚羟基是维持活性的基本结构;环Ⅰ3位和5位的碘和受体结合,而5'位的碘妨碍和受体结合,使其活性降低。T_4的环Ⅱ5'位脱碘后转换成活性更强的T_3,而环Ⅰ5位脱碘后形成无活性的反向T_3(reverse T_3,rT_3)。

(二)甲状腺激素的合成、贮存、分泌与调节

1.碘的摄取

甲状腺腺泡细胞细胞膜上的碘泵通过主动转运摄取血中的碘(I^-),使其碘化物的浓度在正常情况时为血浆中的25倍,而甲亢时可达250倍,故摄碘率是判断甲状腺功能的指标之一。

2.碘的活化和酪氨酸碘化

摄取的碘化物在过氧化物酶作用下被氧化成活性碘,再与甲状腺球蛋白(thyroglobulin,TG)中的酪氨酸残基结合,形成一碘酪氨酸(monoiodotyrosine,MIT)和二碘酪氨酸(diiodotyrosine,DIT)。

3.偶联和贮存

在过氧化物酶作用下,一分子DIT和一分子MIT偶联生成T_3,或两分子的DIT偶联为T_4。T_3和T_4的比例决定于碘的供应,正常时T_4较多,当体内缺碘时,机体为了更有效地利用碘,T_3所占比例增大。T_4和T_3结合于TG上,贮存于甲状腺腺泡腔内胶质中。

4.释放

TG在蛋白水解酶作用下分解并释放T_4和T_3进入血液。正常人每天分泌T_4为75 μg,和T_3为25 μg。

5.甲状腺激素的分泌调节

下丘脑分泌的促甲状腺激素释放激素(thyrotropin releasing hormone,TRH)能促进垂体前叶分泌促甲状腺激素(thyroid stimulating hormone,TSH),TSH可促进甲状腺细胞增生以及甲状腺激素的合成和释放。但是血液中游离的甲状腺激素过多时又可以对TRH和TSH产生负反馈调节的作用。

(三)体内过程及药理作用

1.体内过程

甲状腺激素口服易吸收,T_3和T_4生物利用度分别为90%～95%和50%～70%,前者的吸收率恒定,后者的吸收率因肠内容物等因素的影响而相对不恒定。T_3、T_4两者与血浆蛋白结合率在大于99%,但T_3与蛋白的亲和力低于T_4,所以T_3的游离量可为T_4的10倍。T_3起效快且作用强,$t_{1/2}$为2天,6小时起效,

24小时达到峰值,相对于 T_4 维持时间短。T_4 起效慢而弱,$t_{1/2}$ 为 5 天,最大作用出现在用药后的 7~10 天,维持时间长。甲状腺激素的 $t_{1/2}$ 均超过 1 天,故每天只需用药 1 次。甲状腺激素主要在肝、肾线粒体内脱碘,并与葡萄糖醛酸或硫酸结合而经肾排泄。由于可通过胎盘和进入乳汁,故在妊娠期和哺乳期慎用。若存在严重的黏液性水肿的时候口服吸收不良,可肠外给药。

2.药理作用

(1)维持正常生长发育:甲状腺激素能促进蛋白质合成及骨骼、中枢神经系统的生长发育。在脑发育期,甲状腺功能不足可引起呆小病,其机制为神经元轴突和树突形成发生障碍,神经髓鞘形成延缓,骨骼不能形成。在成人则可引起黏液性水肿。甲状腺激素对胎儿时期的肺脏的发育也起着重要作用,分泌不足引起新生儿呼吸窘迫综合征。

(2)促进机体代谢和产热:甲状腺激素能促进物质氧化,增加耗氧,提高基础代谢率,使产热增多。因此,甲亢患者可出现怕热、多汗等症状,而甲减患者可出现畏寒、代谢活动降低,严重时可出现黏液性水肿。甲状腺激素促进胆固醇代谢,甲减时可出现胆固醇增高。

(3)提高机体交感神经系统的敏感性:甲亢患者对儿茶酚胺的敏感性增高,常表现为心率加快、血压升高、皮肤发红、神经过敏、急躁、震颤等。这与 β 肾上腺素受体数目增多有关。

(四)临床应用

1.甲状腺功能减退症

(1)呆小症:甲状腺功能减退始于胎儿或新生儿,故需尽早发现及诊治,如治疗及时,发育仍可正常,若治疗过晚,则智力低下,故呆小症应以预防为主。治疗应从小剂量开始,逐渐增加剂量,症状好转后改用维持量,并根据症状随时调整药物剂量。

(2)黏液性水肿:应从小剂量开始,逐渐增至足量。老年及心血管疾病患者调整剂量时宜缓慢,以防过量诱发或加重心脏病变。黏液性水肿昏迷者必须立即静脉注射大量 T_3,同时给予足量氢化可的松,待患者清醒后改为口服。如无静脉注射剂,也可用 T_3 片剂研碎后加水鼻饲。若为垂体功能低下的患者为防止出现急性肾上腺功能不全,应先补充糖皮质激素,再给予甲状腺激素治疗。

2.单纯性甲状腺肿

其治疗方案取决于病因。由缺碘所致的单纯性甲状腺肿应补碘,但原因不明者也可给予适量甲状腺激素,首先可以补充内源性激素的不足,并可抑制

TSH分泌过多,缓解甲状腺代偿性增生肥大。

3.分化型甲状腺癌术后 TSH 抑制治疗

分化型甲状腺癌(differentiated thyroid cancer,DTC)术后 TSH 抑制治疗是指手术后应用甲状腺激素将 TSH 抑制到正常低限或低限以下、甚至检测不到的程度,补充缺乏的甲状腺激素,同时可以抑制 DTC 细胞生长。研究显示 TSH 抑制水平与 DTC 的复发、转移和癌症相关死亡的关系密切。

(五)不良反应

当甲状腺激素过量时可引起心悸、多汗、手震颤、失眠等甲亢症状,重者可发热、呕吐、腹泻,严重时出现心绞痛、心力衰竭、肌肉震颤或痉挛。一旦出现上述反应,应立即停药,可应用β受体阻滞剂改善症状。

二、抗甲状腺药物

目前临床上常用于治疗甲状腺功能亢进的药物有四类,即硫脲类,碘和碘化物,放射性碘和β受体阻滞剂。

(一)硫脲类

硫脲类是临床上最常用的抗甲状腺药物。其可分为两类:①咪唑类,包括甲巯咪唑和卡比马唑;②硫氧嘧啶类,包括甲硫氧嘧啶(methylthiouracil,MTU)和丙硫氧嘧啶(propylthiouracil,PTU)。

1.药理作用及机制

(1)抑制甲状腺激素的合成:硫脲类药物的作用机制是通过抑制甲状腺过氧化物酶,从而抑制酪氨酸碘化及偶联,阻碍活化碘和甲状腺球蛋白结合,从而抑制甲状腺激素合成。由于硫脲类药物不影响甲状腺对碘的摄取和已合成的甲状腺激素的释放,故需体内储存的甲状腺激素耗尽后才能显效,通常 $2\sim3$ 周后改善症状, $1\sim2$ 个月后基础代谢率恢复正常。

(2)抑制外周组织的 T_4 转化为 T_3:丙硫氧嘧啶能够抑制外周组织 T_4 向生物活性较强的 T_3 的转化,迅速控制血清中 T_3 水平,因此丙硫氧嘧啶被作为治疗重症甲亢、甲状腺危象的首选药物。

(3)减弱β受体介导的糖代谢:动物实验已证实,硫氧嘧啶类药物可以减少大鼠心肌和骨骼肌内β肾上腺素受体数目,降低腺苷酸环化酶活性,提示硫氧嘧啶类药物能够减弱β受体介导的糖代谢。

(4)免疫抑制作用:甲状腺功能亢进的发病常与自身免疫机制异常有关,硫脲类药物轻度抑制免疫球蛋白的生成,降低循环血中甲状腺刺激性免疫球蛋白

(thyroid stimulating immunoglobulin,TSI)水平,因此,该类药物具有针对甲亢病因治疗的作用。

2.体内过程

甲巯咪唑的血浆半衰期较长,$t_{1/2}$为4.7个小时,在甲状腺组织中的药物浓度可维持16～24小时,且其疗效与甲状腺内药物浓度有关。甲状腺内药物浓度与每天给药量成正相关,每天30 mg单次给药与分3次给药效果相当,维持量为(5～10)mg/d。卡比马唑为甲巯咪唑的衍生物,在体内需通过转化成甲巯咪唑而发挥其生物学作用。

硫氧嘧啶类药物口服后吸收迅速,1～2小时即可达到峰浓度;半衰期较短,$t_{1/2}$为1.5～2小时;生物利用度50%～80%;血浆蛋白结合率约为75%。硫氧嘧啶类药物在体内分布广泛,可遍布各个组织,以甲状腺分布较多。其主要代谢场所为肝脏组织,约60%的硫氧嘧啶类药物在肝脏被代谢,部分结合葡萄糖醛酸后排出体外。

3.临床应用

(1)甲亢的内科治疗:适用轻、中度病情;甲状腺轻、中度肿大;孕妇、高龄或由于其他严重疾病不适合手术者;手术前和^{131}I治疗前准备;术后复发且不适合^{131}I治疗者。治疗初始可大剂量给药,以最大程度抑制体内甲状腺激素的合成,但由于T_4的血浆半衰期在1周左右,加之体内甲状腺内储存的甲状腺激素的释放需要2周作用,故临床症状常在服药后的1～2个月后逐渐减轻,直到控制。当患者的基础代谢率接近正常时,给药量可递减直至维持量,疗程1～2年,如遇机体感染或其他应激时应酌情加量。

(2)甲亢的手术前准备:术前服用硫脲类药物,使甲状腺功能恢复或接近正常,可以减少甲状腺次全切除术患者在麻醉和手术后的并发症,防止术后发生甲状腺危象。但由于应用硫脲类药物后体内TSH分泌增多,腺体增生,组织脆且充血,不利于手术,因此须在手术前两周左右加服大量碘剂,使腺体坚实,减少充血,以利于手术的进行。

(3)甲状腺危象的治疗:应激状态如感染、情绪激动、外伤、手术等可使大量甲状腺激素突然释放入血,使患者发生高热、恶心、呕吐、大汗、水和电解质紊乱、心力衰竭、肺水肿等,严重时可致死亡,称为甲状腺危象。甲状腺危象的治疗除消除诱因、对症治疗外,主要应给予大剂量碘剂以抑制甲状腺激素释放,同时辅以两倍治疗量的硫脲类药物(常选用丙硫氧嘧啶)阻止激素的合成。

4.不良反应

(1)变态反应:常见,表现为皮肤瘙痒、药疹、斑丘疹等,少数伴有发热,发生此类反应即应密切观察。轻度者可给予抗组胺药物,或者更换成另一种抗甲状腺药物。若发生严重皮疹,需立即停药,不能更换为其他抗甲状腺药物,应改为手术或^{131}I治疗。

(2)胃肠道反应:厌食、恶心、呕吐、腹痛、腹泻等,甲硫氧嘧啶偶有味觉、嗅觉的改变。

(3)粒细胞缺乏症:为最严重的不良反应,发生率为0.3%～0.6%,老年患者较易发生,一般发生在治疗后的2～3个月内,故应用口服抗甲状腺药物的同时应定期检查血象。当患者用药后发生咽痛、发热等症状时应立即停药,并进行相应检查。特别要注意与甲亢本身引起的白细胞数偏低相鉴别,故用药前需检查血常规。药物引起的本症在停药后粒细胞缺乏症可恢复,必要时可应用重组人粒细胞集落刺激因子。

(4)甲状腺肿及甲状腺功能减退:长期用药可使患者血清中甲状腺激素水平显著下降,反馈性增加TSH分泌而引起甲状腺代偿性增生,腺体增大、充血,重症患者可产生压迫症状。另外长期用药还可引起甲状腺功能减退,若及时发现并停药后甲状腺功能常可恢复。

5.注意事项

目前有明确报道证实甲巯咪唑具有致畸作用,故妊娠T_1期首选丙硫氧嘧啶;由于丙硫氧嘧啶有可能引起急性重症肝炎的严重不良反应,故妊娠T_2、T_3期和哺乳期首选甲巯咪唑。

6.药物相互作用

一些药物有不同程度地抑制甲状腺的功能,如锂、磺胺类、磺酰脲类、对氨水杨酸、对氨苯甲酸、巴比妥类、酚妥拉明、保泰松、维生素B_{12}等,与硫脲类药物同用时,可能增加其抗甲状腺的效应,用药时需注意。另外,碘剂可明显延缓硫脲类药物的起效时间,除术前准备外的一般情况不应联合应用。

(二)碘及碘化物

碘及碘化物是治疗甲状腺疾病最古老的药物。目前常用的药物有碘化钾、碘化钠和复方碘溶液等,均以碘化物的形式从胃肠道吸收,以无机碘离子的形式存在于血中,除被甲状腺组织摄取外,也可见于唾液、胆汁、汗液、泪液及乳汁中。目前,碘及碘化物不单独应用于抗甲状腺治疗。

1.药理作用与机制

不同剂量的碘化物对甲状腺的作用不同,小剂量的碘用于预防和治疗单纯性甲状腺肿;大剂量碘抑制甲状腺激素的释放和合成,具有抗甲状腺作用。其机制有:大剂量碘剂能够抑制谷胱甘肽还原酶,减少还原型 GSH 含量,TG 水解抑制,抑制 T_3、T_4 释放;抑制甲状腺过氧化物酶活性;抑制酪氨酸碘化和碘化酪氨酸的偶联,减少甲状腺激素的合成。称为 Wolff-Chaikoff 效应,但长期使用大剂量碘剂时 Wolff-Chaikoff 效应发生"脱逸"而不再有效。

大剂量碘作用迅速,用药后 1～2 天起效,10～15 天达最大效应,若继续用药,腺泡细胞内碘离子浓度增高到一定程度,甲状腺摄碘即自动降低,使胞内碘离子浓度下降,继而失去抑制甲状腺激素合成的作用,甲亢的症状可复发,因此,碘及碘化物不能单独应用于临床甲亢的治疗。此外,大剂量碘剂还可抑制 TSH,使腺体缩小、变硬、血管减少,作为术前准备,便于手术,减少出血。

2.临床应用

(1)甲亢的术前准备:大剂量碘剂能抑制 TSH 促进甲状腺增生的作用,使腺体缩小、变韧,血管充血减少,利于手术进行及减少术中腺体出血,因此一般在术前 2 周给予患者复方碘溶液治疗。

(2)甲状腺危象的治疗:可将碘化物加到 10% 葡萄糖溶液中静脉滴注或口服复方碘溶液,其抗甲状腺作用发生迅速,两周内逐渐停服该类药物,且需同时配合服用硫脲类药物。

(3)防治单纯性甲状腺肿:缺碘地区在食盐中按 1∶100 000～1∶10 000 的比例加入碘化钾或碘化钠,对单纯性甲状腺肿的早期患者效果显著;如腺体过大已有压迫症状的患者,应考虑手术治疗。

3.不良反应与注意事项

(1)一般反应:咽喉不适、口内金属味、唾液分泌增多、唾液腺肿大、呼吸道刺激、鼻窦炎和眼结膜炎症状等,停药后可逐渐消退。

(2)变态反应:于用药后立即或几小时内发作,主要表现为发热、皮疹、皮炎,突出症状为血管神经性水肿,上呼吸道水肿及严重有喉头水肿,可致窒息。多数患者停药后可消退,必要时采取抗过敏治疗。

(3)诱发甲状腺功能异常:长期或过量服用碘剂可能诱发甲亢;应用抗甲状腺药物治疗的甲亢患者,在甲状腺功能恢复正常后,也可因服用少量碘剂而复发。另一方面,碘剂也可诱发甲状腺功能减退和甲状腺肿,原有慢性淋巴细胞性甲状腺炎或其他甲状腺炎症患者更易发生。碘还可以进入乳汁和通过胎盘,引起新生儿和婴儿的甲状腺肿或甲状腺功能异常,孕妇和哺乳期妇女应慎用。

(三)放射性碘

发射性碘有^{131}I、^{125}I、^{123}I等,其中^{131}I临床应用广泛。

1.药理作用及作用机制

放射性碘即^{131}I,有效$t_{1/2}$为8天。^{131}I产生的β射线(占99%)因其在组织内射程仅约2 mm,同时增生细胞对辐射作用较敏感,故其辐射损伤只局限于甲状腺组织内,对其周围组织波及较小,可起到类似手术切除部分甲状腺的疗效。其少量的γ射线(占1%)可在体外测得,临床上用于测定甲状腺摄碘功能。

2.临床应用

(1)甲亢的治疗。适应证:①成人Graves甲亢伴甲状腺肿大Ⅱ度以上;②硫脲类抗甲状腺药物治疗失败或过敏;③甲亢手术后复发;④甲状腺毒症心脏病或甲亢伴其他病因的心脏病;⑤甲亢合并白细胞和/或血小板减少或全血细胞减少;⑥老年甲亢;⑦甲亢合并糖尿病;⑧毒性多结节性甲状腺肿;⑨自主功能性甲状腺结节合并甲亢。^{131}I的剂量主要根据最高摄碘率、有效半衰期和甲状腺重量三个参数来计算。但是放射线的敏感性有个体差异,剂量不宜准确掌握,因此许多患者需做第二或第三次治疗,但每次治疗需要间隔半年以上。

(2)甲状腺摄碘功能试验:试验前2周应停用影响碘的摄取和利用的药物和食物,试验当日空腹口服小剂量^{131}I,服药后1小时、3小时及24小时(或2小时、4小时、24小时)分别测定甲状腺的放射性,计算摄碘的百分率。甲状腺功能亢进者表现为3小时摄碘率超过30%~50%,24小时超过45%~50%,并且摄碘高峰前移。而甲状腺功能减退患者恰好相反,摄碘最高不超过15%,高峰在24小时以后。

3.禁忌证

甲状腺危象、重症浸润性突眼症及甲状腺不能摄碘者,20岁以下患者,孕妇、哺乳期妇女以及严重肝、肾功能不全者禁用。

4.并发症

^{131}I治疗甲亢后的主要并发症是甲状腺功能减退。应该告知患者^{131}I治疗后有关辐射防护的注意事项。

(四)β受体阻滞剂

1.药理作用及作用机制

此类药物不干扰硫脲类抗甲状腺激素作用,可通过阻断β受体,快速改善甲亢所致的心率加快、心收缩力增强等交感神经激活症状,特别是与硫脲类合用时。其作用机制还包括抑制外周的 T_4 转化为 T_3,减少血液中 T_3 的含量。

2.临床应用

是甲亢及甲状腺危象的辅助治疗药。

第三节　胰岛素及口服降血糖药

糖尿病是在遗传和环境共同长期作用下,由于胰岛素绝对或相对分泌不足引起的蛋白质、脂肪、葡萄糖、水和电解质代谢紊乱综合征,以高血糖为主要特征。随着人们生活水平的提高、生活方式、饮食结构变化及人口老龄化,糖尿病的发病率呈逐年上升趋势。WHO 将糖尿病分为 4 种类型,即 1 型糖尿病、2 型糖尿病、妊娠期糖尿病及其他特殊类型糖尿病。1 型糖尿病胰岛素分泌绝对缺乏,需要长期应用胰岛素治疗。2 型糖尿病是以胰岛素抵抗为主伴胰岛素分泌进行性不足到以胰岛素进行性分泌不足为主伴胰岛素抵抗,占糖尿病患者总数的 90%。妊娠期糖尿病约占妊娠妇女的 2%~5%。其他特殊类型的糖尿病包括胰岛素作用遗传缺陷、药物或化学制剂所致内分泌疾病和胰岛 B 细胞功能异常缺陷等。

糖尿病不仅造成人们营养物质代谢紊乱,更重要的是引起了诸多急慢性并发症。因此,合理控制血糖,有效预防和治疗糖尿病并发症是目前治疗糖尿病的基本原则。目前口服降糖药物主要有磺酰脲类、格列奈类、双胍类、噻唑烷二酮类、a-葡萄糖苷酶抑制剂和二肽基肽酶-抑制剂(DDP-Ⅳ 抑制剂)。注射制剂主要有胰岛素、胰岛素类似物和胰高血糖素样肽-1 受体激动剂(GLP-1 受体激动剂)。

一、胰岛素及胰岛素类似物

胰岛素是胰岛 B 细胞分泌的一种酸性蛋白质。1921 年 F.G.Banting 和 C.H.Best 发现胰岛素,1965 年我国科学家合成牛胰岛素。由两条多肽链组成,A 链含 21 个氨基酸残基,B 链含 30 个氨基酸残基,A、B 两链通过两个二硫键以共价键相连。胰岛素在体内以胰岛素原的形式存在于胞浆中,随后在高尔基复合体的蛋白水解酶的作用下分解成无活性的胰岛素和 C 肽,最终胰岛素以吐胞的形式释放入血,发挥生理作用。目前有动物胰岛素(从猪、牛胰腺中提取)、人胰岛素和胰岛素类似物。

(一)药理作用

胰岛素主要促进靶组织(肝脏、脂肪、肌肉等)糖原和脂肪的储存。

(1)促进糖原合成和储存,使葡萄糖氧化和酵解加速,抑制糖原分解和异生,从而降低血糖。

(2)促进脂肪合成,抑制脂肪分解,使生成的游离脂肪酸及酮体减少,增加脂肪酸和葡萄糖转运,增加其利用率。

(3)增加氨基酸的转运,并增加核酸和蛋白质合成,抑制蛋白质分解。

(4)促进钾离子进入细胞,降低血钾浓度。

(二)体内过程

除生物合成人胰岛素可以静脉注射给药外,其他类型的胰岛素均需皮下肌内注射给药。由于胰岛素是一种蛋白质物质,易被消化酶破坏,故口服无效。注射部位可以是前臂外侧、腹部、臀部及大腿外侧,但以前臂外侧和腹部尤佳。根据胰岛素的种类不同,其起效时间、达峰时间和持续时间均不同。胰岛素主要在肝脏和肾脏灭活,经谷胱甘肽转氨酶还原二硫键,再由蛋白水解酶水解成短肽或氨基酸,也可经肾胰岛素酶直接水解,10%以原形形式从尿液排出。

(三)作用机制

胰岛素分子量较大,不易进入靶细胞只能作用在膜受体,通过第二信使起生物效应。但胰岛素是如何通过第二信使起生物效应的问题,尚存在争议。研究发现,胰岛素受体(insulin recepter,InsR)是由两个 α 亚单位及两个 β 亚单位组成的大分子蛋白复合物。α 亚单位位于在胞外且含胰岛素结合部位,β 亚单位为跨膜蛋白。胰岛素与胰岛素受体的 α 亚基结合,引起 β 亚基自身磷酸化,激活 β 亚基上的酪氨酸蛋白激酶,继而导致一系列活性蛋白磷酸化反应,发挥降血糖作用。

(四)胰岛素分类

1.胰岛素和胰岛素类似物的分类

根据来源和化学式不同,可将其分为动物胰岛素、人胰岛素和胰岛素类似物。动物胰岛素包括牛胰岛素和猪胰岛素,牛胰岛素由牛胰腺提取而来,分子结构有 3 个氨基酸与人胰岛素不同,疗效稍差,且容易出现过敏和胰岛素抵抗;猪胰岛素由猪胰腺提取而来,分子中仅有一个氨基酸与人胰岛素不同,疗效较牛胰岛素好,不良反应也较牛胰岛素少。由于动物胰岛素与人胰岛素存在 1～4 个氨基酸的不同,因此易出现免疫反应,注射部位易出现皮下脂肪萎缩或增生,也容易反复出现高血糖和低血糖。20世纪80年代,人们通过基因工程从酵母中表达出高纯度的合成人胰岛素,其结构与人体自身分泌的胰岛素一样。与动物胰岛素相比,人胰岛素发生变态反应或者胰岛素抵抗的概率小,皮下脂肪萎缩也随之减少。人胰岛素的稳定性也较动物胰岛素素高,常温25 ℃可保存4周。但人胰岛素在起效时间、峰值时间及作用持续时间上不能模拟生理性人胰岛素的分泌模式,需要餐前30分钟皮下注射,夜间低血糖的风险也较高。20世纪90年代末,通过对肽链进行修饰,利用基因工程技术改变胰岛素肽链上某些部位的氨基酸组合等,研制出更适合人体生理需要的胰岛素类似物。临床研究显示,胰岛素类似物与人胰岛素相比控制血糖能力相似,但在模拟人生理性胰岛素分泌和减少低血糖发生风险方面优于人胰岛素。临床上应用的门冬胰岛素、赖脯胰岛素、甘精胰岛素、地特胰岛素均属于该类。

根据胰岛素起效时间、达峰时间及作用持续时间长短,胰岛素(包括人和动物)分为短效、中效、长效和预混胰岛素。胰岛素类似物分为速效、长效和预混胰岛素类似物。

(1)短速效胰岛素:包括普通胰岛素(regular insulin,RI)、单组分猪胰岛素和单组分人胰岛素。短效胰岛素有2种注射方式:皮下注射和静脉注射。其溶解度高,皮下注射0.5~1小时开始起效,2~4小时作用达到高峰,持续约5~7小时。通常餐前15~30分钟皮下注射,用于控制餐后血糖。

(2)中效胰岛素:包括中性精蛋白锌胰岛素(neutral protamine hagedorn,NPH)、低精蛋白锌胰岛素和珠蛋白锌胰岛素(globin zinc insulin,GZI)。皮下注射后2.5~3.0小时起效,峰值时间为5~7小时,持续13~16小时。主要用于提供基础胰岛素,可控制两餐后血糖。根据情况,可每天1~2次皮下注射。

(3)长效胰岛素:包括鱼精蛋白锌胰岛素(protamine zine insulin,PZI),只能皮下注射,起效慢,约4~8小时,作用时间长,可持续24~36小时,故每天注射1次。长效胰岛素制剂主要无明显作用高峰,主要提供基础胰岛素。

(4)预混胰岛素:包括预混胰岛素30R和预混人胰岛素50R,预混胰岛素30R是由70%中效胰岛素和30%短效胰岛素组成;预混胰岛素50R是由50%中效胰岛素和50%短效胰岛素组成。根据情况,可每天1~2次皮下注射。

(5)速效胰岛素类似物:门冬胰岛素和赖脯胰岛素属于该类。门冬胰岛素是将胰岛素B链28位的脯氨酸被门冬氨酸取代,通常5~15分钟起效,1~2小时即达高峰,持续4~5小时。赖脯胰岛素是将胰岛素B链的脯氨酸与29位的赖氨酸次序互换,15 分钟起效,30～60 分钟即达高峰,持续 2～4 小时。胰岛素结构的改变使胰岛素分子自我聚合能力减弱,保持以单体或二聚体的形式存在,皮下注射起效迅速,符合进餐时的胰岛素生理需要,需进餐前皮下注射。

(6)长效胰岛素类似物:甘精胰岛素及地特胰岛素。甘精胰岛素是在人胰岛素 B 链的 C 端加入 2 个带正电荷的精氨酸残基且 A21 位置的氨基酸以甘氨酸代替门冬酰胺,使等电点偏向酸性,在生理 pH 体液中溶解度降低,皮下注射后在局部形成沉淀,缓慢分解吸收。而地特胰岛素去除了人胰岛素 B30 位苏氨酸且 B29 位的赖氨酸上增加了一个 14 个碳的水溶性脂肪酸(肉豆蔻脂肪酸)侧链,这一脂肪链的修饰会使胰岛素六聚体减慢在皮下组织的扩散和吸收,单体状态下,脂肪酸链又会与蛋白结合,进一步减慢吸收入血循环的速度,进而延长了作用时间。皮下注射后 1～2 小时起效,作用持续 24 小时以上,具有平稳无峰值的特点,日皮下注射 1 次。

(7)预混胰岛素类似物:包括预混门冬胰岛素 30 和预混门冬胰岛素 50 等。

2.胰岛素吸入剂

胰岛素吸入剂的发明极大地缓解了长期反复注射胰岛素给患者带来的痛苦和不便,提高患者用药的依从性和生活质量。胰岛素吸入剂是由重组胰岛素与适宜辅料制备的溶液经喷雾干燥后得到。患者可使用吸入器将雾化的胰岛素经口腔送至肺部,从而达到给药目的。因肺泡表面积大,血管丰富,通透性适宜,黏膜纤毛清除率小,比胃肠道给药化学降解和酶降解程度低,所以胰岛素吸入剂成为非注射途径给药的研究新热点。

(五)胰岛素适应证

(1)1 型糖尿病。

(2)新诊断的 2 型糖尿病伴血糖明显增高者,或在糖尿病病程中出现无明显诱因的体重减轻者。

(3)新发糖尿病且与 1 型糖尿病鉴别困难的消瘦者。

(4)2 型糖尿病经饮食控制或用口服降糖药未能控制者。

(5)发生各种急性或慢性的严重糖尿病并发症者,如酮症酸中毒及非酮症性高渗性昏迷。

(6)糖尿病患者合并妊娠、分娩和手术。

(7)2 型糖尿病胰岛功能明显减退者。

(8)某些特殊类型糖尿病。

(9)细胞内缺钾者,胰岛素与葡萄糖同用可促进钾内流。

(六)不良反应

1.低血糖

低血糖是胰岛素最主要的不良反应,与剂量过大和/或饮食失调有关。可表现出交感神经兴奋(如饥饿感、出汗、心跳加快、焦虑、震颤等症状)和中枢神经症状(如昏迷、休克及脑损伤)。轻者可适当进食高糖食物以缓解症状,严重者需立即静脉注射50%葡萄糖,纠正低血糖。同时需注意同其他疾病引起的意识障碍相鉴别,尤其是糖尿病酮症酸中毒性昏迷和高血糖高渗状态引起的昏迷。

2.变态反应

由于动物与人胰岛素存在结构上的差异和制剂纯度较低,注射胰岛素可引起轻微变态反应,表现为注射部位瘙痒或荨麻疹样皮疹,偶可引起过敏性休克。如若出现变态反应,更换胰岛素制剂,应用抗组胺药物和糖皮质激素以及脱敏疗法等。严重者需停止或暂时中断胰岛素治疗。

3.胰岛素的抵抗

分为急性抵抗性和慢性抵抗性。急性抵抗性可由感染、手术、创伤等应激因素引起,当糖尿病酮症酸中毒时,酸中毒可降低胰岛素与受体结合力,同时酮体妨碍葡萄糖的摄取及利用,两者导致胰岛素作用减弱,需短时间内增加胰岛素剂量,当酮症纠正后可解除抵抗。慢性抵抗性指临床无明显诱因,每天需用胰岛素200 U以上。根据作用部位不同,原因可分为:①受体前水平:胰岛素抗体与胰岛素结合,阻碍胰岛素向靶细胞转运;②受体水平:高胰岛素血症时靶细胞上的胰岛素受体数目减少等;③受体后水平:靶细胞膜上葡萄糖转运受体及其某些酶系统异常,阻碍胰岛素作用。

4.脂肪营养不良

见于注射部位皮下脂肪萎缩或增生,女性多于男性。停止在该部位注射后可缓慢自然恢复,故应注意经常更换注射部位以防止其发生。

5.体重增加

老年糖尿病患者多见。在注射胰岛素后引起腹部肥胖,为高胰岛素血症的表现,可改用纯化胰岛素或加用口服降糖药,以减少胰岛素的用量。

6.屈光不正

胰岛素治疗后血糖下降迅速,导致眼晶状体、玻璃体渗透压改变,晶状体内水分外溢而引起视物模糊,屈光率下降,一般2~4周自愈。

7.胰岛素水肿

糖尿病未控制前,体内有失钠、失水和细胞外液减少的现象。接受胰岛素治疗后,体内发生水、钠潴留,出现颜面与四肢水肿,通常数日可自愈。

(七)药物的相互作用

胰岛素与下列药物合用时应适当减量:口服降糖药、水杨酸盐、单胺氧化酶抑制剂、奥曲肽、血管紧张素转化酶抑制剂、同化激素及硫胺类药物。与口服避孕药、甲状腺激素、噻嗪类等药物合用时需适当增加剂量。还应注意:乙醇可加强并延长胰岛素的降糖作用;β受体阻滞剂会掩盖低血糖。

二、口服降血糖药

目前常用口服降血糖药包括:促胰岛素分泌药、胰岛素增敏剂、α-葡萄糖苷酶抑制剂等。糖尿病是进展性疾病,为血糖控制达标,常需要药物治疗,常需要多种降糖药物联合治疗。

(一)促胰岛素分泌药

这类药物包括磺酰脲类及非磺酰脲类促胰岛素分泌剂。主要通过促进胰岛素 B 细胞分泌胰岛素而发挥作用,作用在 B 细胞膜上的 ATP 敏感的钾离子通道,抑制 ATP 依赖性钾通道,促使钾离子外流,引起 B 细胞去极化,促进钙离子内流及细胞内钙浓度增加,刺激含有胰岛素的颗粒外移和胰岛素分泌,使血糖下降。

1.磺酰脲类

1930 年发现磺胺可引起低血糖,直至 1954 年成功研制第一个磺酰脲类口服降糖药物。目前已经历了 3 代,第一代磺酰脲类降糖药包括甲苯磺丁脲(tol-butamide,D860)与氯磺丙脲;第二代磺酰脲类包括格列本脲、格列吡嗪、格列齐特、格列喹酮,是在苯环上接一带芳香环碳酰胺,其作用较第一代可增加数十至上百倍,口服吸收快,作用强,低血糖、粒细胞减少;若在磺酰脲的尿素部分加一个二环杂环,可改变血小板的功能,对糖尿病大血管病变有益,如格列苯脲、格列齐特。

(1)药理作用及机制。①降血糖作用:可降低正常人血糖,仅对胰岛功能尚存的患者有效,对 1 型糖尿病患者、2 型糖尿病胰岛功能严重受损及切除胰腺者无效。其机制:刺激胰岛 B 细胞释放胰岛素,该类药物与胰岛 B 细胞膜上磺酰脲受体结合后,阻断 ATP 敏感的钾通道,可阻止钾外流,使细胞膜去极化,开放电压依赖性钙通道,促进钙内流,从而触发胰岛素释放;降低血清糖原;增加胰岛素与靶组织(骨骼肌、脂肪及肝脏)及受体的亲和力。②影响水排泄:格列本脲、氯磺丙脲促进 ADH 分泌及增强期作用效果,具有一定抗利尿作用。③影响凝血功能:格列齐特可以减少血小板黏附力和聚集力,促进纤溶酶原的合成。

(2)体内过程:磺酰脲类降糖药与血浆蛋白结合率高,在胃肠道吸收迅速,多数药物在肝内氧化成羟基化合物,并迅速从尿中排出。氯磺丙脲,$t_{1/2}$约 36 小时,部分以原形由肾排出,排泄缓慢,每天只需给药一次。格列本脲口服后 2~6 小时血药浓度达高峰,作用时间维持 15 小时。格列吡嗪服后 1~2 小时达峰浓度,$t_{1/2}$ 2~4 小时,作用维持 6~10 小时,灭活及排泄快,较少发生低血糖。格列齐特吸收速度因人而异,$t_{1/2}$约为 10 小时,95%在肝内代谢,5%原形自尿排泄。肾功能轻度不全的患者可选用格列喹酮。

(3)临床应用:①用于胰岛素功能尚存的 2 型糖尿病且单用饮食控制无效者;②氯磺丙脲可用于尿崩症治疗,(0.125~0.5)g/d,可使患者尿量明显减少。

(4)不良反应:①低血糖症为最常见和重要的不良反应,常因药物过量所致,特别是老年患者和肝肾功能不全者;②皮肤过敏:皮疹、皮肤瘙痒等;③体重增加;④消化系统:胃肠不适、食欲减退等,偶见肝功能损害、胆汁淤滞性黄疸;⑤其他:嗜睡及神经痛等。⑥少数患者可出现白细胞、血小板减少及溶血性贫血。

(5)药物相互作用:①增加其药物作用:磺酰脲类易与其他药物(如水杨酸制剂、保泰松、青霉素、吲哚美辛、双香豆素等)发生竞争,降低磺酰脲类与血浆蛋白结合,增强其降糖作用而引起低血糖。消耗性患者血浆蛋白低,黄疸患者血浆胆红素水平高,也能竞争血浆蛋白结合部位,更易发生低血糖。乙醇抑制糖原异生和肝葡萄糖输出,故患者饮酒会导致低血糖。②降低其药物作用:氯丙嗪、糖皮质激素、噻嗪类利尿药、口服避孕药因抑制胰岛素释放、拮抗胰岛素作用,可降低磺酰脲类的降血糖作用。

2.格列奈类

格列奈类属于非磺酰脲类促胰岛素分泌剂。该类药物同磺酰脲类一样作用在胰岛素 B 细胞膜上的 K_{ATP},但其结合位点不同,是一类快速作用的胰岛素促分泌剂,主要通过刺激胰岛素的早时相分泌而降低餐后血糖,具有吸收快、起效快和作用时间短的特点,故也称为餐时血糖调节剂。适用于 2 型糖尿病早期餐后高血糖阶段或以餐后高血糖为主的老年患者。可单独适用,或与其他药物合用。不良反应与磺胺类药物相似。

瑞格列奈为苯甲酸衍生物,最大的优点是模仿胰岛素生理性分泌曲线。瑞格列奈对受损的胰岛功能具有保护作用,低血糖也较磺酰脲类药物少见。口服给药后经胃肠道迅速吸收入血,15 分钟起效,1 小时达峰值浓度,$t_{1/2}$约 1 小时,通过肝药酶 P_{450} 系统代谢,其中 92%随胆汁进入消化道经粪便排出,其余 8%经尿排泄。临床应用于 2 型糖尿病患者,老年糖尿病患者也可服用,且适用于糖尿病肾病者。

那格列奈作为苯丙氨酸衍生物,对 B 细胞作用更迅速,持续时间更短,对葡萄糖浓度更敏感。因减少了总胰岛素的释放,降低餐后葡萄糖波动,出现低血糖的危险性更小,该药可单独用于经饮食、运动或二甲双胍不能控制血糖的 2 型糖尿病患者。

(二)胰岛素增敏剂

1.双胍类

双胍类药物出现于 1957 年,代表药物是二甲双胍和苯乙双胍。苯乙双胍具有明显的乳酸性酸血症等严重不良反应,现在许多国家已停止使用。临床上常用的是二甲双胍。目前认为二甲双胍可能通过促进脂肪组织摄取葡萄糖、降低葡萄糖在肠道内的吸收、抑制肝糖原异生、减少肝脏葡萄糖的输出等作用发挥降血糖的功能。

(1)药理作用:①增加周围组织对胰岛素的敏感性,增加胰岛素介导的葡萄糖利用;②增加非胰岛素依赖的组织(如脑、血细胞、肾髓质、肠道、皮肤等)对葡萄糖的利用;③抑制肝糖原异生,降低肝糖输出;④抑制肠壁细胞摄取葡萄糖;⑤抑制胆固醇的生物合成和储存,降低血甘油三酯、总胆固醇水平。

(2)体内过程:该药非缓释剂口服后由小肠吸收,生物利用度为 50%～60%。口服 0.5 g 后 2 小时,血药峰浓度为 2 μg/mL。缓释剂口服作用时间持续 24 小时,在肝内部代谢,以原形随尿液排泄,12 小时内有 90% 被清除。血浆半衰期为 1.7～4.5 小时。

(3)临床应用:①首选用于单纯饮食及运动不能有效控制的 2 型糖尿病患者,特别是肥胖型 2 型糖尿病;②用于 1 型糖尿病和 2 型糖尿病,可与胰岛素联用,增加胰岛素降血糖作用以减少胰岛素用量,防止低血糖发生;③与磺酰脲类口服药物合用具有协同作用。

(4)不良反应:①常见腹泻、恶心呕吐、胃胀、乏力、消化不良、腹部不适;②少见大便异常、低血糖、肌痛、头晕、指甲异常、皮疹、出汗增加、心悸、体重减轻;③减少维生素 B_{12} 的吸收,但极少引起贫血;④罕见乳酸性酸中毒,故口服该类药物时,需定期检查肾功能,以减少乳酸酸中毒的发生,尤其是老年患者。有些乳酸酸中毒患者可能合并肝功能损害,故有肝功能损害者不能应用本药物。

(5)药物相互作用:①经肾小管排泌阳离子的药物,如地高辛、吗啡、普鲁卡因胺、奎尼丁、万古霉素等,理论上可能会竞争肾小管转运系统,发生作用,故需监测调整相互作用药物的剂量;②与某些引起血糖升高的药物(噻嗪类药物或其他利尿剂、糖皮质激素、甲状腺制剂、雌激素、口服避孕药、钙离子通道阻滞剂和异烟肼等)合用时,需监测血糖增加该类药物的剂量,在这些药物停用后,需密切注意低血糖的发生;③可增加华法林的抗凝血倾向;④与树脂类药物合用,可减少该类药物的吸收;⑤注意发热、昏迷、感染、酮症和外科手术时,口服降糖药物对患者血糖控制不良,需停用并改用胰岛素降糖治疗。

2.噻唑烷二酮类化合物

噻唑烷二酮类化合物(thiazolidinedione,TZDs)改善胰岛素抵抗及降糖的机制与激活过氧化酶增殖体受体-γ(peroxisomal proliferator activated receptorγ,PPAR-γ)、调节胰岛素反应性基因转录有关。代表药物有吡格列酮、罗格列酮等。

(1)药理作用及机制:TZD 能增加靶组织对胰岛素的敏感性,改善胰岛素抵抗,达到减低血糖的作用。①改善胰岛素抵抗:TZDs 可降低 2 型糖尿病患者靶组织的胰岛素抵抗。TZDs 激活 PPAR-γ,通过下列途径改善胰岛素抵抗:增强胰岛素信号传递;活化的 PPAR-γ 与几种核蛋白形成杂化二聚体复合物,增加了脂肪细胞总量,提高和改善胰岛素敏感性;增加外周组织葡萄糖转运体-1 及葡萄糖转运体-4 等的转录和蛋白质合成,增加基础葡萄糖摄取和转运;降低脂肪细胞瘦素和肿瘤坏死因子-α(TNF-α)的表达。②改善脂肪代谢紊乱:TZDs 能显著降低 2 型糖尿病患者甘油三酯,增加总胆固醇和 HDL-C 的水平;③预防 2 型糖尿病大血管和微血管病变:通过抑制血小板聚集、炎症反应和内皮细胞的增生,抗动脉粥样硬化;同时具有延缓蛋白尿的发生和减轻肾小球的病理损伤作用;④通过促进胰岛细胞增殖和抗胰岛细胞凋亡作用,达到改善胰岛 B 细胞功能。

(2)体内过程:吡格列酮达峰时间为 1～3 小时。罗格列酮达峰时间为 3～4 小时,生物利用度为 99%,99.8% 由于血浆蛋白结合,体内代谢完全,23% 由粪便排出,64% 由尿中排出。

(3)临床应用:用于治疗胰岛素抵抗和 2 型糖尿病。有心力衰竭、转氨酶升高或高于正常上限 2.5 倍或活动性肝病及严重骨质疏松和骨折病史的患者禁用本类药物。

(4)不良反应:该类药物单独使用不引起低血糖,但与胰岛素促泌剂及胰岛素联用可增加低血糖发生风险。不良反应主要有体重增加、水肿,其他不良反应有嗜睡、肌肉和骨骼痛、头痛、消化道症状等。TZDs 还与骨折和心力衰竭风险增加有关。

(三)α-葡萄糖苷酶抑制剂

食物中碳水化合物成分主要是淀粉,在唾液和淀粉酶作用下生成含少数葡萄糖分子的低聚糖(或称为寡糖)以及双糖与三糖,进入小肠经 α-葡萄糖苷酶作用下分解为单个葡萄糖,被小肠吸收。生理状态下,小肠上、中、下三段均存在 α-葡萄糖苷酶,服用 α-葡萄糖苷酶抑制剂后上段被抑制,而中、下段小肠吸收糖,故吸收面积减少,吸收时间后延,进而降低餐后高血糖。代表药物有阿卡波糖、伏格列波糖和米格列醇。

1.药理作用

该类药物结构类似寡糖,且活性中心结构上含有氮,与 α-糖苷酶结合能力远较寡糖强,可以竞争性抑制寡糖的分解,从而延缓肠腔内双糖。低聚糖及多糖释放出葡萄糖,最终降低餐后血糖,继而降低胰岛素水平。

2.体内过程

原形生物利用度仅为 $1\% \sim 2\%$,口服 200 mg 后,代谢 $t_{1/2}$ 为 3.7 小时,消除 $t_{1/2}$ 为 9.6 小时,血浆蛋白结合率低,主要在肠道降解或以原形随粪便排出,8 小时减少 50%,长期服用在体内无蓄积。

3.临床应用

适用于以碳水化合物为主要食物成分,或空腹血糖正常而餐后血糖明显升高者。可单独用药也可与其他降糖药物合用。

4.不良反应

常见胃肠道反应,如腹胀、腹泻等,但极少见腹痛。如果饮食控制不佳,胃肠道不良反应增加。单独应用本药不引起低血糖,但与促胰岛素分泌剂和胰岛素应用时可引起低血糖。

三、其他新型降糖药物

(一)胰高血糖素样肽-1 受体激动剂及二肽基肽酶Ⅳ抑制剂

现已经开发出两类基于肠促胰素的降糖药物,分为胰高血糖素样肽-1(glucagons like peptide 1,GLP-1)受体激动剂和二肽基肽酶Ⅳ(dipeptidyl peptidase Ⅳ,DPP-Ⅳ)抑制剂。GLP-1 受体激动剂代表药物有艾塞那肽和利拉鲁肽,需皮下注射。DPP-Ⅳ抑制剂目前我国上市的有西格列汀、沙格列汀及维格列汀,需口服给药。

1.胰高血糖素样肽-1 受体激动剂

代表药物有利拉鲁肽、艾塞那肽。

(1)GLP-1 激动剂的药理作用:胰高血糖素样肽-1 受体属于 G 蛋白偶联胰高血糖素受体家族,在胰腺 B、D 细胞、小肠黏膜和胃小凹广泛分布,人类的 GLP-1 受体位于第 6 号染色体短臂。该受体具有选择性和组织特异性蛋白质,含 463 个残基。内源性激动剂 GLP-1 是由末端空肠、回肠和结肠的 L 细胞分泌的葡萄糖依赖性肠降血糖多肽激素。GLP-1 与 GLP-1 受体特异性结合后,通过 cAMP 为第二信使信号通路发挥血糖调控作用。其优势是血糖依赖性肠促胰素,避免了糖尿病药物治疗中存在的低血糖危险,并能阻止胰腺 B 细胞退化,刺激 B 细胞增殖及分化,在根本上改善糖尿病病程进展。GLP-1 的主要药理作用:①刺激 B 细胞增殖分化,抑制凋亡,增加胰岛 B 细胞数量;②强烈抑制胰岛 A 细胞胰高血糖素分泌;③促进胰岛 D 细胞生长抑素分泌;④促进胰岛素基因转录,增加胰岛素合成和分泌;⑤抑制食欲与摄食;⑥延缓胃内容物排空。

(2)适应证:可单独应用或与其他降糖药物合用治疗 2 型糖尿病,对肥胖、胰岛素抵抗明显者效果尤佳。

(3)不良反应:常见的有胃肠道反应,如恶心呕吐,主要见于治疗初期,可随治疗时间延长而逐渐减轻。

2.二肽基肽酶Ⅳ抑制剂

代表药物有西格列汀、沙格列汀、维格列汀。

(1)DPP-Ⅳ抑制剂的药理作用:GLP-1 在体内可迅速被二肽基肽酶Ⅳ降解而失去生物活性,半衰期为两分钟左右,DPP-Ⅳ是丝氨酸蛋白酶的一种,可特异性识别 GLP-1 的 N 末端第二位丙氨酸残基,并从此处切除二肽致 GLP-1 失活,故 DPP-Ⅳ抑制剂通过抑制 DPP-Ⅳ活性而减少 GLP-1 的失活,提高内源性 GLP-1水平。

(2)临床应用:单独使用,或与二甲双胍联合治疗 2 型糖尿病。

(3)不良反应:头痛、肝酶升高、上呼吸道感染和胰腺炎等。

(二)胰淀粉酶多肽类似物

醋酸普兰多肽是胰淀粉样多肽(胰淀素、淀粉不溶素)的类似物,与内源性胰淀粉样多肽生物学功能相同,可用于治疗 1 型糖尿病。是将胰淀粉样多肽的第 25、28 和 29 位上的氨基酸替代为脯氨酸,具有内源性胰淀粉样多肽生物学功能相同的同时,还能很好地克服胰淀粉酶样多肽不稳定、易水解等缺点。代表药物有普兰林肽。

1.药理作用

普兰林肽可延缓葡萄糖吸收,抑制胰高血糖素分泌,减少肝糖的生成与释放,可以改善总体血糖水平和减少血糖波动的作用。

2.体内过程

普兰林肽的达峰时间为20分钟,$t_{1/2}$为50分钟,主要经肾脏排泄,代谢产物为脱赖氨酸普兰林肽。

3.临床应用

可用于1型和2型糖尿病患者胰岛素治疗的辅助治疗,注意不能替代胰岛素。

4.不良反应

主要有低血糖风险,故应用及时监测血糖,减少餐时胰岛素给药剂量。其他不良反应还有关节痛、咳嗽、头晕、疲劳、头痛及咽炎等。

(三)脂肪酸代谢干扰剂

脂肪酸代谢干扰剂是通过抑制肉碱脂酰转移酶Ⅰ而明显减少2型糖尿病患者的脂肪酸氧化,增加葡萄糖的利用而达到降血糖的目的,并在一定程度上具有降血脂及抗酮症作用。研究认为脂肪酸是引起胰岛素抵抗的最主要非激素类物质之一。游离脂肪酸不但造成葡萄糖氧化减弱及糖原异生增加,而且通过葡萄糖-脂肪酸循环而抑制外周组织对葡萄糖的利用,促使血糖升高而加剧胰岛素抵抗。代表药为依托莫司,可用于1、2型糖尿病患者。

(四)钠-葡萄糖协同转运蛋白2抑制剂

钠-葡萄糖协同转运蛋白2(sodiun-glucose cotransporter2,SGLT2)抑制剂是一种新型的降糖药物,目前FDA已批准达格列净和卡格列净上市。SGLT2可以改善HbA$_1$C,同时又可以帮助患者降低血压及减肥。SGLT2抑制剂有望成为一种治疗2型糖尿病的新药物。SGLT2抑制剂可以抑制葡萄糖的重吸收,使过量的葡萄糖从尿液中排出,进而降低血糖。当糖尿病患者肾糖阈增高时,葡萄糖从尿液中排出减少,而此时体内SGLT2的表达升高,因此SGLT2抑制剂可以增加尿液中葡萄糖的排出量,进而降低血糖。选择性的SGLT2受体抑制剂,可用于治疗2型糖尿病。

第七章

血液科常用药

第一节 抗贫血药

一、右旋糖酐铁

(一)作用与特点

本品为可溶性供注射用铁剂,作用同硫酸亚铁。

(二)适应证

适用于不能耐受口服铁剂的缺铁性贫血患者或需要迅速纠正缺铁者。

(三)用法与用量

深部肌内注射,每天 25 mg。

(四)不良反应与注意事项

严重肝肾功能损害、泌尿道感染无尿者、早期妊娠及患有急性感染者禁用。肌内注射可致局部疼痛、潮红、头痛、头昏、肌肉酸痛、腹泻、呼吸困难、心动过速等。静脉注射不可溢出静脉。须冷藏。久置可有沉淀。

(五)制剂与规格

注射液:50 mg/2 mL,100 mg/4 mL。

(六)医保类型及剂型

甲类:注射剂。

二、多糖铁复合物

(一)别名

力蜚能。

(二)作用与特点

本品作用与硫酸亚铁相同,由于是有机复合物,不含游离离子,对胃肠黏膜无刺激性,可连续给药。

(三)适应证

主治慢性失血所致的缺铁性贫血,如月经过多、痔出血、子宫肌瘤出血等。也可用于营养不良、妊娠末期儿童发育期等引起的缺铁性贫血。

(四)用法与用量

口服,成人每次 0.15～0.3 g,每天 1 次。6～12 岁按成人量的 1/2,6 岁以下按 1/4 量应用。

(五)不良反应与注意事项

本品不良反应较少,有的患者有恶心、呕吐、腹泻或胃灼热感,但一般不影响治疗。婴儿铁过量时,多数的新生儿易发生大肠埃希菌感染。

(六)药物相互作用

维生素 C、枸橼酸、氨基酸、糖和酒精等能促进铁的吸收;磷酸盐及其他过渡元素,茶叶和含鞣质较多的中药等不利于铁的吸收。四环素、土霉素、青霉胺等可与铁剂形成不溶性络合物,而影响吸收。

(七)制剂与规格

胶囊剂:每粒含铁元素 150 mg。

三、硫酸亚铁

(一)别名

硫酸低铁。

(二)作用与特点

铁是人体所必需的元素,是红细胞合成血红素必不可少的物质,缺铁时血红素生成减少,可致低色素小细胞性贫血。铁盐以 Fe^{2+} 形式在十二指肠和空肠上段吸收,进入血液循环后,Fe^{2+} 被氧化为 Fe^{3+},再与转铁蛋白结合成血浆铁,转运到肝、脾、骨髓等贮铁组织中去,与这些组织中的去铁蛋白结合成铁蛋白而贮存。缺铁性贫血时,铁的吸收和转运增加,可从正常的 10% 增至 20%~30%。铁的排泄是以肠道、皮肤等含铁细胞的脱落为主要途径,少量经尿、胆汁、汗、乳汁排泄。

(三)适应证

主要用于慢性失血(月经过多、慢性消化道出血、子宫肌瘤出血、钩虫病失血等)、营养不良、妊娠、儿童发育期等引起的缺铁性贫血。

(四)用法与用量

口服,成人,每次 0.3 g,每天 3 次,饭后服用。小儿,每次 0.1~0.3 g,每天 3 次。缓释片:口服,每次 0.45 g,每天 0.9 g。

(五)不良反应与注意事项

对胃肠道黏膜有刺激性,宜饭后服用。铁与肠道内硫化氢结合,生成硫化铁,使硫化氢减少,减少了对肠蠕动的刺激作用,可致便秘,并排黑便。血红蛋白沉着症、含铁血黄素沉着症及不缺铁的其他贫血、肝、肾功能严重损害、对铁剂过敏者禁用。酒精中毒、肝炎、急性感染、肠道炎症、胰腺炎及消化性溃疡慎用。大量口服可致急性中毒。治疗期间需做血红蛋白测定、网织红细胞计数、血清铁蛋白及血清铁测定。

(六)药物相互作用

稀盐酸可促进 Fe^{3+} 转变为 Fe^{2+},有助于铁剂吸收,对胃酸缺乏患者尤适用;维生素 C 为还原性物质,能防止 Fe^{2+} 氧化而利于吸收。钙剂、磷酸盐类、抗酸药和浓茶均可使铁盐沉淀,妨碍其吸收;铁剂与四环素类可形成络合物,互相妨碍吸收。

(七)制剂与规格

(1)片剂:0.3 g。

(2)缓释片:0.25 g。

(八)医保类型及剂型

甲类:口服常释剂、缓释控释剂。

四、叶酸

(一)别名

维生素 M,维生素 B,维生素 C。

（二）作用与特点

本品是由蝶啶、对氨基苯甲酸和谷氨酸组成的一种 B 族维生素，为细胞生长和分裂所必需的物质，在体内被叶酸还原酶及二氢叶酸还原酶还原为四氢叶酸。后者与多种一碳单位结合成四氢叶酸类辅酶，传递一碳单位，参与体内核酸和氨基酸的合成，并与维生素 B_{12} 共同促进红细胞的生长和成熟。口服后主要在近端空肠吸收，服后数分钟即出现于血液中。贫血患者吸收速度较正常人快。在肝中贮存量为全身总量的 1/3～1/2。$t_{1/2}$ 约为 40 分钟，治疗量的 90% 自尿中排出。

（三）适应证

用于各种巨幼红细胞性贫血，尤其适用于由于营养不良或婴儿期、妊娠期叶酸需要量增加所致的巨幼红细胞贫血。

（四）用法与用量

（1）口服：成人每次 5～10 mg，每天 5～30 mg；儿童每次 5 mg，每天 3 次。

（2）肌内注射：每次 10～20 mg。

（五）不良反应与注意事项

不良反应较少，罕见变态反应，长期服用可出现厌食、恶心、腹胀等。静脉注射较易致不良反应，故不宜采用。

（六）药物相互作用

大剂量叶酸能拮抗苯巴比妥、苯妥英钠和扑米酮的抗癫痫作用，并使敏感儿童的发作次数增多。维生素 B_1、维生素 B_2、维生素 C 不能与本品注射剂混合。

（七）制剂与规格

片剂：5 mg。注射液：15 mg/mL。

（八）医保类型及剂型

甲类：口服常释剂。乙类：注射剂。

五、重组人红细胞生成素

（一）别名

佳林豪。

（二）作用与特点

重组人红细胞生成素是应用基因工程技术从含有人红细胞生成素基因的中国仓鼠卵巢细胞培养液中提取得到的，具有与正常人体内存在的天然红细胞生成素相同的生理功能,可促进骨髓红系祖细胞的分化和增生。

(三)适应证

肾功能不全所致贫血,包括透析及非透析患者。

(四)用法与用量

本品可皮下注射或静脉注射,每周分 2～3 次给药。给药剂量需依据患者贫血程度、年龄及其他相关因素调整。

(五)不良反应与注意事项

本品耐受性良好,不良反应多较轻微。可引起过敏性反应、心脑血管系统、血液系统、肝脏及胃肠道不良反应。用药期间应定期检查血细胞比容,如发现过度的红细胞生长,应调整剂量或采取暂时停药等适当处理。应用本品若发生高钾血症,应停药至回复正常水平为止。高龄者,心肌梗死、肺梗死、脑梗死患者,有药物过敏史及有过敏倾向的患者慎用。治疗期间如果患者血清铁蛋白低于100 ng/mL,或转铁蛋白饱和度低于 20%,应每天补充铁剂。高血压失控患者,对哺乳动物细胞衍生物过敏及对人血清蛋白过敏者禁用。

(六)药物相互作用

铁、叶酸或维生素 B_{12} 不足会降低本品疗效,严重铝过多也会影响疗效。

(七)制剂与规格

注射液:2 000 U,3 000 U,4 000 U,5 000 U。

(八)医保类型及剂型

乙类:注射剂。

六、甲酰四氢叶酸钙

(一)别名

立可林。

(二)作用与特点

本品即亚叶酸钙盐,亚叶酸是四氢叶酸的甲酰衍生物,它是叶酸的代谢物及其活性型。

(三)适应证

巨幼红细胞贫血,如营养缺乏、妊娠、肝病及吸收不良综合征而致者,以及婴儿的巨幼红细胞贫血。

(四)用法与用量

巨幼红细胞性贫血:肌内注射剂量不应超过 1 mg/d。口服给药成人剂量是 10～20 mg/d。12 岁以上儿童剂量是 250 pg/(kg·d)。

(五)不良反应与注意事项

偶见变态反应,发热也曾见于注射给药之后。忌用于治疗维生素 B_{12}。缺乏所致的恶性贫血或其他巨幼红细胞贫血。

(六)制剂与规格

①片剂:15 mg。②注射液:15 mg,100 mg,300 mg。③注射粉剂:3 mg, 5 mg。

七、重组人类促红细胞生成素

(一)别名

罗可曼。

(二)适应证

因慢性肾衰竭而透析,以及慢性肾功能不全尚不需要透析的患者的贫血。

(三)用法与用量

(1)治疗:可皮下注射及静脉注射,最高剂量不可超过每周 720 U(3× 240)/kg。

(2)维持:首先把治疗剂量减 1/2,然后每周或每 2 周调整剂量,并维持血细胞比容在 35% 以下。

(3)疗程:一般用于长期治疗,但如有需要,可随时终止疗程。

(四)不良反应与注意事项

可引起高血压,透析系统凝血。在妊娠和哺乳期不主张使用本品。控制不良的高血压患者和对本品过敏者禁用。

(五)制剂与规格

冻干粉剂:2 000 U。

八、蛋白琥珀酸铁

(一)别名

菲普利。

(二)作用与特点

蛋白琥珀酸铁中的铁与乳剂琥珀酸蛋白结合,形成铁、蛋白结合物,可治疗各种缺铁性贫血症。所含的铁受蛋白膜的保护而不同胃液中盐酸和胃蛋白酶发生反应,因此,该制剂不会造成胃黏膜损伤,而这种损伤在使用大多数铁盐药品(尤其是亚铁形成)时经常出现。本品中的铁在十二指肠内开始释放,特别应在空肠中释放,并且使蛋白膜为胰蛋白酶所消化。这样的铁非常有利于机体的生理吸收,却又不会形成太高的吸收峰。事实上,它呈现一种恒定的吸收趋势,在机体的各个部位逐渐达到吸收与贮存的最佳平稳状态。

(三)适应证

绝对和相对缺铁性贫血。

(四)用法与用量

成人每天 $1\sim2$ 瓶(相当于 Fe^{3+} $40\sim80$ mg),分 2 次在饭前口服。儿童每天按 1.5 mL/kg[相当于 Fe^{3+} 4 mg/(kg·d)],分 2 次于饭前口服。

(五)不良反应与注意事项

用药过量时易发生胃肠功能紊乱(如腹泻、恶心、呕吐、上腹部疼痛),在减量或停药后可消失。含铁血黄素沉着、血色素沉着、再生障碍性贫血、溶血性贫血、铁利用障碍性贫血、慢性胰腺炎和肝硬化患者禁用。

(六)药物相互作用

铁衍生物可影响四环素类药品的吸收,应避免与其同时服用。

(七)制剂与规格

口服液:15 mL。

第二节　抗血小板药

一、硫酸氯吡格雷

(一)别名

泰嘉。

(二)作用与特点

本品为血小板聚集抑制药,能选择性地抑制 ADP 与血小板受体的结合,随后抑制激活 ADP 与糖蛋白 ADP Ⅱ$_b$/Ⅲ$_a$ 复合物,从而抑制血小板的聚集。本品也可抑制非 ADP 引起的血小板聚集,不影响磷酸二酯酶的活性。本品口服易吸收,氯吡格雷在肝脏被广泛代谢,代谢物没有抗血小板聚集作用,本品及代谢物50%由尿排泄,46%由粪便排泄。

(三)适应证

预防和治疗因血小板高聚状态引起的心、脑及其他动脉的循环障碍疾病。临床上适应于有过近期发作的缺血性脑卒中、心肌梗死和患有外周动脉疾病的患者,可减少动脉粥样硬化性疾病发生(缺血性脑卒中、心肌梗死和血管疾病所致死亡)。预防和纠正慢性血液透析导致的血小板功能异常。降低血管手术后闭塞的发生率。

(四)用法与用量

每天 1 次,每次 50 mg,口服。

(五)不良反应与注意事项

偶见胃肠道反应,皮疹,皮肤黏膜出血。罕见白细胞减少和粒细胞缺乏。使用本品的患者需要进行手术时、肝脏损伤、有出血倾向患者慎用。如急需逆转本品的药理作用可进行血小板输注。对本品成分过敏者,近期有活动性出血者(如消化性溃疡或颅内出血)禁用。

(六)药物相互作用

本品增加阿司匹林对胶原引起的血小板聚集的抑制效果。本品与肝素无相互作用,但合并用药时应慎用。健康志愿者同时服用本品和非甾体类抗感染药萘普生,胃肠潜血损失增加,故本品与这类药物合用时应慎用。

(七)制剂与规格

片剂:25 mg。

(八)医保类型及剂型

乙类:口服常释剂。

二、阿司匹林

(一)别名

乙酰水杨酸。

(二)作用与特点

本品原为解热、镇痛抗炎药。后发现它还有抗血小板活性。其抗血小板作用机制在于使血小板的环氧化酶乙酰化,从而抑制了环内过氧化物的形成,TXA_2 的生成也减少。另外,它还可使血小板膜蛋白乙酰化,并抑制血小板膜酶,这也有助于抑制血小板功能。口服本品 $0.3～0.6\,g$ 后对环氧酶的抑制作用达 24 小时之久,抑制血小板的聚集作用可长达 $2～7$ 天。但因为循环中的血小板每天约有 10％ 更新,而且它们不受前 1 天服用的阿司匹林的影响,所以仍需每天服用。长期服用,未见血小板有耐受现象。

(三)适应证

用于预防心脑血管疾病的发作及人工心脏瓣膜、动脉瘘或其他手术后的血栓形成。

(四)用法与用量

预防短暂性脑缺血和中风:每天口服量 $0.08～0.325\,g$。在预防瓣膜性心脏病发生全身性动脉栓塞方面,单独应用阿司匹林无效,但与双嘧达莫合用,可加强小剂量双嘧达莫的效果。

(五)不良反应与注意事项

见解热镇痛药阿司匹林项。

(六)制剂与规格

(1)肠溶片:25 mg,40 mg,100 mg。

(2)片剂:25 mg,50 mg,100 mg。

(3)胶囊剂:100 mg。

(七)医保类型及剂型

甲类:口服常释剂。

三、双嘧达莫

(一)别名

双嘧哌胺醇,潘生丁。

(二)作用与特点

本品具有抗血栓形成及扩张冠脉作用。它可抑制血小板的第 1 相聚集和第 2 相聚集。高浓度时可抑制血小板的释放反应。它只有在人体内存在 PGI_2 时才有效,当 PGI_2 缺乏或应用了过大剂量的阿司匹林则无效。具有抗血栓形成作用。对出血时间无影响。口服后吸收迅速, $t_{1/2}$ 为 2~3 小时。

(三)适应证

用于血栓栓塞性疾病及缺血性心脏病。

(四)用法与用量

单独应用疗效不及与阿司匹林合用者。单独应用时,每天口服 3 次,每次 25~100 mg;与阿司匹林合用时其剂量可减少至每天 100~200 mg。

(五)不良反应与注意事项

可有头痛、眩晕、恶心、腹泻等。长期大量应用可致出血倾向。心肌梗死、低血压患者慎用。

(六)制剂与规格

片剂:25 mg。

(七)医保类型及剂型

(1)甲类:口服常释剂。
(2)乙类:注射剂。

四、西洛他唑

(一)作用与特点

本品可明显抑制各种致聚剂引起的血小板聚集,并可解聚。其作用机制在于抑制磷酸二酯酶,使血小板内 cAMP 浓度上升。具有抗血栓作用。此外,它也可舒张末梢血管。口服后3~4 小时血药浓度达峰值,血浆蛋白结合率为 95%。

(二)适应证

用于治疗慢性动脉闭塞性溃疡、疼痛及冷感等局部性疾病。

(三)用法与用量

口服:每天 2 次,每次 100 mg。

(四)不良反应与注意事项

可有皮疹、瘙痒、心悸、头痛、失眠、困倦、皮下出血、恶心、呕吐、食欲缺乏等不良反应。有出血倾向、肝功能严重障碍者禁用。

(五)制剂与规格

片剂:50 mg,100 mg。

第三节 血浆及血容量扩充药

血容量扩充药是一类高分子化合物,能迅速提高血浆胶体渗透压而扩充血容量。临床主要用于大量失血或失血浆引起的血容量降低、休克等的抢救。临床常用药物为不同分子量的右旋糖酐、人血清蛋白等。

右旋糖酐系葡萄糖的聚合物,按相对分子量大小可分为中分子右旋糖酐(右旋糖酐70,分子量约70 000)、低分子右旋糖酐(右旋糖酐40,分子量约40 000)、小分子右旋糖酐(右旋糖酐10,分子量约10 000)3种。

一、作用

(一)扩充血容量

右旋糖酐分子量较大,静脉滴注后不易渗出血管,提高血浆胶体渗透压,导致组织中水分大量进入血管内而产生扩充血容量作用。分子量越大扩容作用越强、维持时间越长。右旋糖酐70维持12小时,右旋糖酐10维持约3小时。

(二)阻止红细胞和血小板聚集

右旋糖酐还能抑制红细胞和血小板聚集,并使血浆稀释,从而产生抗凝血和改善微循环作用。分子量越小则该作用越强。

(三)渗透性利尿

右旋糖酐经肾排泄时提高肾小管内渗透压,水分重吸收减少,产生渗透性利尿作用。分子量越小作用越强。

二、临床应用

(一)防治低血容量性休克

临床主要应用右旋糖酐70和右旋糖酐40抢救急性失血、创伤和烧伤引起的低血容量休克。

(二)防治血栓性疾病

右旋糖酐40和右旋糖酐10可用于防治弥散性血管内凝血(DIC)和血栓形成性疾病,如脑血栓形成、心肌梗死、血栓闭塞性脉管炎等。

(三)防治急性肾衰竭

应用其渗透性利尿作用,临床上用于防治急性肾衰竭。

三、不良反应和用药监护

(一)变态反应

少数患者用药后出现变态反应,严重者可导致过敏性休克。故首次用药应严密观察5～10分钟,发现症状,立即停药,及时抢救。

(二)凝血障碍

连续应用时,制剂中的少量大分子右旋糖酐可致凝血障碍和出血。

(三)其他

血小板减少症、出血性疾病和充血性心力衰竭患者禁用,肝、肾功能不良者慎用。

四、制剂和用法

(一)右旋糖酐70

注射剂:6%溶液,100 mL,250 mL,50 mL(有含5%葡萄糖或含0.9%氯化钠两种)。每次500 mL,静脉滴注,每分钟20～40 mL,1天最大量1 000～1 500 mL。

(二)右旋糖酐40

注射剂:6%溶液,100 mL,250 mL,500 mL(有含5%葡萄糖或含0.9%氯化钠两种)。每次250～500 mL,静脉滴注,1天不超过1 000 mL。

(三)右旋糖酐10

注射剂:30 g/500 mL,50 g/50 mL(有含5%葡萄糖或含0.9%氯化钠两种)。每次100～1 000 mL,静脉滴注。

第四节　促进白细胞增生药

一、重组人粒细胞集落刺激因子

(一)别名

津恤力,惠尔血,赛格力,格拉诺赛特,吉赛欣。

(二)作用与特点

本品为利用基因重组技术生产的人粒细胞集落刺激因子。与天然产品相比,生物活性在体内外基本一致。粒细胞集落刺激因子是调节骨髓中粒系造血的主要细胞因子之一,可选择性地作用于粒系造血细胞、促进其增殖、分化,并可增加粒系终末分化细胞,即外周血中性粒细胞的数目与功能。

(三)适应证

适用于癌症化疗等原因导致的中性粒细胞减少症。

(四)用法与用量

化疗药物给药结束后 24～48 小时起皮下或静脉注射本品,每天 1 次。用量和用药时间可根据患者化疗的强度和中性粒细胞下降的程度决定。

(五)不良反应与注意事项

不良反应均较轻微,易于耐受,主要包括骨和/或肌肉酸痛及乏力,个别患者可见皮疹、发热、流涕或寒战等类感冒症状。本品应在化疗药物结束后 24～48 小时开始使用,不宜在化疗前或化疗过程中使用。使用本品过程中应每周监测血常规 2 次,特别是中性粒细胞数变化情况。髓性细胞系统的恶性增生者(急性粒细胞性白血病等)慎用。对本品或同类制药,以及对大肠埃希菌表达的其他制剂有过敏史者禁用。

(六)制剂与规格

注射剂:75 μg/0.5 mL,150 μg/0.5 mL,300 μg/mL。

(七)医保类型及剂型

乙类:注射剂。

二、低分子肽/氨基酸/矿物质

(一)别名

益康升血肽。

(二)作用与特点

本品含由氨基酸组成的低分子肽及人体必需的游离氨基酸和微量元素组成,为天然细胞调节剂,可增强细胞免疫功能;促进骨髓造血功能,升高白细胞;增强体质。

（三）适应证

自身免疫功能降低或失调引起的疾病。各种肿瘤患者因化疗、放疗引起的白细胞减少。肝硬化、脾功能亢进引起的白细胞减少及不明原因的白细胞计数减少症。血常规降低症。妇科、皮肤科某些慢性炎症、溃疡和手术后粘连。

（四）用法与用量

每次2～4 mL，每天肌内注射1次，10天为1个疗程，每疗程之间间隔1周。

（五）制剂与规格

注射液：2 mL。

三、肌苷

（一）作用与特点

本品能直接透过细胞膜进入人体细胞，参与能量代谢及蛋白质合成，可刺激体内产生抗体，提高肠道对铁的吸收，活化肝功能，加速肝细胞的修复。

（二）适应证

用于各种原因所致的白细胞减少、血小板减少、急慢性肝炎、肝性脑病、冠心病、心肌梗死等。

（三）用法与用量

（1）口服：每天200～600 mg，每天3次。

（2）肌内注射或静脉滴注：成人每次200～600 mg，儿童每次100～200 mg，每天1～2次。

（四）不良反应与注意事项

不能和氯霉素、双嘧达莫、硫喷妥钠等注射剂配伍使用。

（五）制剂与规格

（1）片剂：200 mg。

（2）注射液：100 mg/2 mL，200 mg/5 mL。

（六）医保类型及剂型

（1）甲类：注射剂。

（2）乙类：口服常释剂。

第八章

风湿免疫科常用药

第一节 免疫抑制药

免疫抑制药是最早用于临床的免疫调节药。1962年,硫唑嘌呤和肾上腺皮质激素联合应用用以防治器官移植的排异反应。随着对自身免疫性疾病发病机制认识的深化,免疫抑制药也适用于治疗自身免疫性疾病。近年来,他克莫司、西罗莫司等新药的研制成功,使免疫抑制药的研究步入了新的阶段。

一、常用的免疫抑制药

常用的免疫抑制药可分为如下六类。

（1）糖皮质激素类:如泼尼松、甲泼尼龙等。

（2）神经钙蛋白抑制剂:如环孢素、他克莫司、西罗莫司、霉酚酸酯等。

（3）抗增殖与抗代谢类:如硫唑嘌呤、环磷酰胺、甲氨蝶呤等。

（4）抗体类:如抗淋巴细胞球蛋白等。

（5）抗生素类:如西罗英司等。

（6）中药类:如雷公藤总苷等。

二、免疫抑制药的临床应用

防治器官移植的排异反应:免疫抑制药可用于肾、肝、心、肺、角膜和骨髓等组织器官的移植手术,以防止排异反应,并需要长期用药。常用环孢素和雷公藤总苷,也可将硫唑嘌呤或环磷酰胺与糖皮质激素联合应用。当发生明显排异反应时,可在短期内大剂量使用,控制后即减量维持,以防用药过量产生毒性反应。

治疗自身免疫性疾病免疫抑制药:可用于自身免疫溶血性贫血、特发性血小板减少性紫癜、肾病性慢性肾炎、类风湿关节炎、系统性红斑狼疮、结节性动脉周围炎等，首选糖皮质激素类。对糖皮质激素类药物耐受的病例，可加用或改用其他免疫抑制药。免疫抑制药的联合应用可提高疗效，减轻毒性反应。但该类药物只能缓解自身免疫性疾病的症状，而无根治作用，而且因毒性较大，长期应用易导致严重不良反应，包括诱发感染、恶性肿瘤等。

(一)神经钙蛋白抑制剂

神经钙蛋白(钙调磷酸酶)抑制剂作用于 T 细胞活化过程中细胞信号转导通路，起到抑制神经钙蛋白作用，是目前临床最有效的免疫抑制药。

1.环孢素

环孢素(环孢素 A，CsA)是从真菌的代谢产物中分离的中性多肽。1972 年发现其抗菌作用微弱，但有免疫抑制作用。1978 年始用于临床防治排异反应并获得满意效果，因其毒性较小，是目前较受重视的免疫抑制药之一。

(1)体内过程：本药溶于橄榄油中可以肌内注射。口服吸收慢且不完全，口服吸收率为 $20\%\sim50\%$，首关消除可达 27%。单次口服后 $3\sim4$ 小时血药浓度达峰值。在血中约 50% 被红细胞摄取，$4\%\sim9\%$ 与淋巴细胞结合，约 30% 与血浆脂蛋白和其他蛋白质结合，血浆中游离药物仅占 5% 左右。$t_{1/2}$ 为 $14\sim17$ 小时。大部分经肝代谢自胆汁排出，0.1% 药物以原形经尿排出。

(2)药理作用与机制：选择性抑制细胞免疫和胸腺依赖性抗原的体液免疫。环孢素主要选择性抑制 T 细胞活化，使 Th 细胞明显减少并降低 Th 与 T_s 的比例。对 B 细胞的抑制作用弱，对巨噬细胞的抑制作用不明显，对自然杀伤(NK)细胞活力无明显抑制作用，但可间接通过干扰素的产生而影响 NK 细胞的活力。其机制主要是抑制神经钙蛋白，阻止了 T 细胞激活核因子(NFAT)的去磷酸化，妨碍了信息传导，而抑制 T 细胞活化及 IL-2、IL-3、IL-4、TNF-α、IFN-γ 等细胞因子的基因表达。此外，环孢素还可增加 T 细胞内转运生长因子(TGF-β)的表达，TGF-β 对 IL-2 诱导 T 细胞增生有强大的抑制作用，也能抑制抗原特异性的细胞毒 T 细胞产生。

(3)临床应用：环孢素主要用于器官移植排异反应和某些自身免疫性疾病。①器官移植主要用于同种异体器官移植或骨髓移植的排异反应或移植物抗宿主反应，常单独应用，新的治疗方案则主张环孢素与小剂量糖皮质激素联合应用。临床研究表明，环孢素可使器官移植后的排异反应与感染发生率降低，存活率增加。②自身免疫性疾病：用于治疗大疱性天疱疮及类天疱疮，能改善皮肤损害，使自身抗体水平降低。还可局部用药，治疗接触性过敏性皮炎、银屑病。

(4)不良反应:环孢素的不良反应发生率较高,其严重程度与用药剂量、用药时间及血药浓度有关,多具可逆性。①肾毒性是该药最常见的不良反应,用药时应控制剂量,并密切监测肾脏功能,若血清肌酐水平超过用药前30%,应减量或停用。避免与有肾毒性药物合用,用药期间应避免食用高钾食物、高钾药品及保钾利尿药。严重肾功能损害、未控制高血压者禁用或慎用。②肝损害多见于用药早期,表现为高胆红素血症,转氨酶、乳酸脱氢酶、碱性磷酸酶升高。大部分肝毒性病例在减少剂量后可缓解。应用时注意定期检查肝脏功能,严重肝功能损害者禁用或慎用。③神经系统毒性在器官移植或长期用药时发生,表现为震颤、惊厥、癫痫发作、神经痛、瘫痪、精神错乱、共济失调、昏迷等,减量或停用后可缓解。④诱发肿瘤:有报道器官移植患者使用该药后,肿瘤发生率可高于一般人群30倍。用于治疗自身免疫性疾病时,肿瘤发生率也明显增高。⑤继发感染:长期用药可引起病毒感染、肺孢子虫属感染或真菌感染,病死率高。治疗中如出现上述感染应及时停药,并进行有效的抗感染治疗。感染未控制者禁用。⑥其他如胃肠道反应、变态反应、多毛症、牙龈增生、嗜睡、乏力、高血压、闭经等。对本品过敏者、孕妇和哺乳期妇女禁用。

(5)药物相互作用:下列药物可影响本品血药浓度,应避免联合应用,若必须使用,应严密监测环孢素血药浓度并调整其剂量。①增加环孢素血药浓度的药物:大环内酯类抗生素、多西环素、酮康唑、口服避孕药、钙通道阻滞剂、大剂量甲泼尼龙等。②降低环孢素血药浓度的药物:苯巴比妥、苯妥英、安乃近、利福平、异烟肼、卡马西平、萘夫西林、甲氧苄啶及静脉给药的磺胺异二甲嘧啶等。

2.他克莫司

他克莫司(FK506)是一种强效免疫抑制药,由日本学者于1984年从筑波山土壤链霉菌属分离而得。

(1)体内过程:FK506口服吸收快,$t_{1/2}$为5~8小时,有效血药浓度可持续12小时。在体内经肝细胞色素P4503A4异构酶代谢后,由肠道排泄。

(2)药理作用与机制。①抑制淋巴细胞增殖作用于细胞G_0期,抑制不同刺激所致的淋巴细胞增生,包括刀豆素A、T细胞受体的单克隆抗体、CD_3复合体或其他细胞表面受体诱导的淋巴细胞增生等,但对IL-2刺激引起的淋巴细胞增生无抑制作用。②抑制Ca^{2+}依赖性T、B细胞的活化。③抑制T细胞依赖的B细胞产生免疫球蛋白的能力。④预防和治疗器官移植时的免疫排异反应,能延长移植器官生存时间,具有良好的抗排异作用。

(3)临床应用。①肝脏移植:FK506对肝脏有较强的亲和力,并可促进肝细胞的再生和修复,用于原发性肝脏移植及肝脏移植挽救性病例,疗效显著。使用本品的患者,急性排异反应的发生率和再次移植率降低,糖皮质激素的用量可减少。②其他器官移植:本品在肾脏移植和骨髓移植方面有较好疗效。

(4)不良反应:静脉注射常发生神经毒性,轻者表现头痛、震颤、失眠、畏光、感觉迟钝等,重者可出现运动不能、缄默症、癫痫发作、脑病等,大多在减量或停用后消失。可直接或间接地影响肾小球滤过率,诱发急性或慢性肾毒性。对胰岛 B 细胞具有毒性作用,可导致高血糖。大剂量应用时可致生殖系统毒性。

(二)抗增生与抗代谢类

1.硫唑嘌呤

硫唑嘌呤(IMURAN)为 6-巯基嘌呤的衍生物,属于嘌呤类抗代谢药。硫唑嘌呤通过干扰嘌呤代谢的各环节,抑制嘌呤核苷酸合成,进而抑制细胞 DNA、RNA 及蛋白质合成,发挥抑制 T、B 细胞及 NK 细胞的效应,故能同时抑制细胞免疫和体液免疫反应,但不抑制巨噬细胞的吞噬功能。主要用于肾移植排异反应和类风湿关节炎、系统性红斑狼疮等多种自身免疫性疾病的治疗。用药时应注意监测血常规和肝功能。

2.环磷酰胺

环磷酰胺(CTX)不仅杀伤增生期淋巴细胞,而且影响静止期细胞,故能使循环中的淋巴细胞数目减少。B 细胞较 T 细胞对该药更为敏感。明显降低 NK 细胞活性,从而抑制初次和再次体液与细胞免疫反应。临床常用于防止排异反应与移植物抗宿主反应,以及长期应用糖皮质激素不能缓解的多种自身免疫性疾病。不良反应有骨髓抑制、胃肠道反应、出血性膀胱炎和脱发等。

3.甲氨蝶呤

甲氨蝶呤(MTX)为抗叶酸类抗代谢药,主要用于治疗自身免疫性疾病。

(三)抗体

抗胸腺细胞球蛋白(ATG)在血清补体的参与下,对 T、B 细胞有破坏作用,但对 T 细胞的作用较强。可非特异性抑制细胞免疫反应(如迟发型超敏反应、移植排异反应等),也可抑制抗体形成(限于胸腺依赖性抗原),还可以结合到淋巴细胞表面,抑制淋巴细胞对抗原的识别能力。能有效抑制各种抗原引起的初次免疫应答,对再次免疫应答作用较弱。在抗原刺激前给药作用较强。

临床用于防治器官移植的排异反应,试用于治疗白血病、多发性硬化、重症肌无力、溃疡性结肠炎、类风湿关节炎、系统性红斑狼疮等疾病。

常见的不良反应有寒战、发热、血小板减少、关节疼痛和血栓性静脉炎等,静脉注射可引起血清病及过敏性休克,还可引起血尿、蛋白尿,停药后消失。

(四)抗生素类

西罗莫司(雷帕霉素)能治疗多种器官和皮肤移植物引起的排异反应,尤其对慢性排异反应疗效明显,与环孢素有协同作用,能延长移植物的存活时间,减轻环孢素的肾毒性,提高治疗指数。西罗莫司和他克莫司均与胞质内他克莫司结合蛋白结合,两药低剂量联合应用即可产生有效的免疫抑制作用。可引起厌食、呕吐、腹泻,严重者可出现消化性溃疡、间质性肺炎和脉管炎。联合用药和监测血药浓度是减少不良反应并发挥最大免疫抑制作用的有效措施。

(五)中药类

雷公藤总苷具有较强的免疫抑制作用,可抑制小鼠脾淋巴细胞和人外周血淋巴细胞的增生反应、迟发型超敏反应、宿主抗移植物反应和移植物抗宿主反应,还可抑制细胞免疫和体液免疫,减少淋巴细胞数量,抑制 IL-2 生成,并有较强的抗炎作用。

临床主要用于治疗自身免疫性疾病,如类风湿关节炎、原发和继发肾病综合征、成人各型肾炎、狼疮性或紫癜性肾炎、麻风反应。对银屑病、皮肌炎、变应性血管炎、异位性皮炎、自身免疫性肝炎、自身免疫性白细胞及血小板减少等也有一定的疗效。

不良反应较多,但停药后多可恢复。约 20% 患者出现胃肠道反应,如食欲减退、恶心、呕吐、腹痛、腹泻、便秘。约 6% 患者出现白细胞计数减少。偶见血小板减少、皮肤黏膜反应(如口腔黏膜溃疡、眼干涩、皮肤毛囊角化、黑色素加深等)。也可导致月经紊乱、精子数目减少或活力降低等。

第二节　免疫增强药

免疫增强药能激活一种或多种免疫活性细胞,增强或提高机体免疫功能的药物。临床主要用其免疫增强作用,治疗免疫缺陷疾病、慢性感染及恶性肿瘤的辅助治疗。

一、重组人白细胞介素-2

重组人白细胞介素-2(白介素-2)是重要的淋巴因子,由 T 辅助细胞(Th)产生,参与免疫反应。

(一)药理作用与应用

白介素-2 为抑制性 T 细胞(Ts)和细胞毒 T 细胞(Tc)分化、增生所必需的调控因子;诱导或增强自然杀伤(NK)细胞活性;诱导激活细胞毒淋巴细胞(LAK)的分化增生;诱导或增强细胞毒 T 细胞、单核细胞及巨噬细胞的活性;促进 B 细胞的分化、增生和抗体分泌;具有广谱性免疫增强作用。临床用于慢性肝炎、免疫缺陷病及恶性肿瘤的辅助治疗。

(二)不良反应与用药护理

本品毒性反应多与血管的通透性有关,并随着剂量的增大而加剧,导致体液渗出而器官功能障碍,可出现尿少、体液潴留、恶心、呕吐、腹泻、呼吸困难、转氨酶升高、黄疸、低血压、心律失常、红细胞减少及凝血功能障碍。

二、干扰素

干扰素是有关细胞在病毒感染或其他诱因刺激下,产生的糖蛋白类物质。目前已能用 DNA 重组技术生产,分为人白细胞产生的 α-干扰素、人成纤维细胞产生的 β-干扰素、人 T 细胞产生的 γ-干扰素 3 类。

(一)体内过程

口服不吸收,必须注射给药。α-干扰素肌内注射,β-干扰素静脉给药。干扰素在肝、肾、血清分布较多,脾、肺分布较少。主要经肝代谢,少量以原形经肾排泄。

(二)药理作用

1.广谱抗病毒作用

对所有 RNA 病毒及 DNA 病毒均有抑制作用。

2.抗肿瘤细胞增生作用

通过直接抑制肿瘤细胞的生长、抑制肿瘤的繁殖、抑制癌基因的表达及激活抗肿瘤免疫功能而达到抗肿瘤的目的。

3.调节人体免疫功能

主要表现为增强免疫效应细胞的作用。

(1)调节自然杀伤细胞的杀伤活性。

(2)激活 B 细胞,促进抗体生成。

(3)激活单核-巨噬细胞的吞噬功能。

(4)诱导白细胞介素、肿瘤坏死因子等细胞因子的产生。

(三)临床应用

1.慢性乙型肝炎

可使转氨酶恢复正常,病理组织学有好转;对重型肝炎可使病情缓解,病死率下降。

2.恶性肿瘤

α-干扰素是治疗毛细胞白血病的首选药,对慢性白血病有较好疗效,对其他实质瘤也有一定疗效。

3.其他疾病

可用于治疗获得性免疫缺陷综合征,β-干扰素对多发性硬化有较好疗效,γ-干扰素可用于治疗类风湿性关节炎。

(四)不良反应与用药护理

应用早期出现发热、寒战、出汗、头痛、肌痛症状,有剂量依赖性,减量或停药后症状消失;白细胞减少、血小板减少、凝血障碍等;血压异常、心律失常、心肌梗死等。间质性肺炎,表现为干咳、劳累性呼吸困难。尿蛋白增加,严重时发生肾功能不全。过敏体质、肝肾功能不良及白细胞和血小板减少者慎用。

三、卡介苗

卡介苗为减毒的结核分枝杆菌活菌苗,原用于预防结核病,属于特异性免疫制剂。后来证明卡介苗能增强细胞免疫功能,刺激 T 细胞增生,提高巨噬细胞杀伤肿瘤细胞及细菌的能力,促进白细胞介素-1 的产生,增强 Th 细胞和 NK 细胞的功能,为非特异性免疫增强剂。用于白血病、肺癌等肿瘤的辅助治疗。不良反应少,给药部位易发红斑、硬结或溃疡;亦可产生全身寒战、发热;偶见变态反应。不良反应的大小与给药剂量、给药途径及免疫治疗次数有关。

四、胸腺素

胸腺素是从小牛或猪胸腺中提取的小分子多肽,内含胸腺生成素、胸腺体液因子、血清胸腺因子等。能促进 T 细胞分化成熟,增强 T 细胞对抗原或其他刺激的反应,同时增强白细胞、红细胞的免疫功能,并调整机体的免疫平衡。临床上主要用于细胞免疫缺陷性疾病、自身免疫性疾病、感染性疾病和晚期肿瘤的治疗。不良反应有注射部位轻度红肿,皮肤变态反应,过大剂量可产生免疫抑制。

五、转移因子

转移因子是从人白细胞、猪脾、牛脾中提取的小分子肽类物质,牛脾含量最多。其免疫调节作用无明显种属特异性。转移因子的活性成分是 T 辅助细胞的产物,可选择性结合 Ts 细胞和巨噬细胞,在免疫调节中发挥作用。

(一)增强淋巴细胞对肿瘤的细胞毒作用

转移因子是 T 细胞促成剂,具有活化效应细胞,加强效应细胞对肿瘤细胞的攻击反应,抑制或破坏肿瘤细胞的生长。

(二)传递免疫信息

在转移因子的作用下,非致敏的淋巴细胞可转化为致敏的 T 增强细胞,增强细胞的免疫功能,并促进干扰素释放,增强机体抗感染的能力。

临床用于免疫缺陷病、恶性肿瘤及急性病毒感染的辅助治疗。偶有皮疹、瘙痒、痤疮及一过性发热。

六、左旋咪唑

左旋咪唑能使受抑制的巨噬细胞和 T 细胞功能恢复正常,可能与激活环核苷酸磷酸二酯酶,降低巨噬细胞和淋巴细胞内 cAMP 含量有关。它还能诱导白细胞介素-2 的产生,增强免疫应答反应。一般用于免疫功能低下者,可作为肿瘤的辅助治疗,还可改善自身免疫性疾病的免疫功能。

第三节　抗变态反应药

变态反应是机体对异物抗原产生的不正常免疫反应,常导致生理功能紊乱或组织损伤。一般的变态反应分为 4 型,即 Ⅰ 型(速发型)、Ⅱ 型(细胞毒型)、Ⅲ 型(免疫复合物型)和 Ⅳ 型(迟发型)。目前对各型变态反应性疾病尚缺乏专一有效药物。抗变态反应治疗的主要目的,是纠正免疫失调和抑制变态反应性炎症反应。

目前,抗变态反应药通常包括三大类:抗组胺药、过敏活性物质阻释药和组胺脱敏剂。

一、抗组胺药

(一)苯海拉明(Diphenhydramine)

1.剂型规格

片剂:12.5 mg,25 mg,50 mg。注射剂:1 mL：20 mg。

2.适应证

用于皮肤黏膜的过敏,如荨麻疹、过敏性鼻炎、皮肤瘙痒症、药疹,对虫咬症和接触性皮炎也有效。急性变态反应,如输血或血浆所致的急性变态反应。预防和治疗晕动病。曾用于辅助治疗帕金森病和锥体外系症状。镇静作用,术前给药。牙科麻醉。

3.用法、用量

可口服、肌内注射及局部外用。但不能皮下注射,因有刺激性。①口服:每天 3～4 次,饭后服,每次25 mg。②肌内注射:每次 20 mg,每天 1～2 次,极量为1 次 0.1 g,每天 0.3 g。

4.注意事项

(1)服药期间不得驾驶机、车、船,从事高空作业、机械作业及操作精密仪器。

(2)肾功能障碍患者,本品在体内半衰期延长,因此,应在医师指导下使用。

(3)如服用过量或出现严重不良反应,应立即就医。

(4)本品性状发生改变时禁止使用。

(5)请将本品放在儿童不能接触的地方。

(6)如正在使用其他药品,使用本品前请咨询医师或药师。

(7)老年人、孕妇及哺乳期妇女慎用。

(8)过敏体质者慎用。

5.不良反应

(1)常见头晕、头昏、恶心、呕吐、食欲缺乏以及嗜睡。

(2)偶见皮疹、粒细胞减少。

6.禁忌证

对本品及其他酒精胺类药物高度过敏者禁用。新生儿、早产儿禁用。重症肌无力者、闭角型青光眼、前列腺肥大患者禁用。幽门十二指肠梗阻、消化性溃疡所致的幽门狭窄、膀胱颈狭窄、甲状腺功能亢进、心血管病、高血压、下呼吸道感染(如支气管炎、气管炎、肺炎)及哮喘患者不宜使用。

7.药物相互作用

(1)本品可短暂影响巴比妥类药的吸收。

（2）与对氨基水杨酸钠同用,可降低后者血药浓度。

（3）可增强中枢抑制药的作用,应避免合用。

（4）单胺氧化酶抑制剂能增强本品的抗胆碱作用,使不良反应增加。

（5）大剂量可降低肝素的抗凝作用。

（6）可拮抗肾上腺素能神经阻滞药的作用。

（二）茶苯海明(Dimenhydrinate)

1.剂型规格

片剂:25 mg,50 mg。

2.适应证

用于防治晕动病,如晕车、晕船、晕机所致的恶心、呕吐。对妊娠、梅尼埃病、放射线治疗等引起的恶心、呕吐、眩晕也有一定效果。

3.用法、用量

口服。预防晕动病:一次 50 mg,于乘机、车、船前 0.5～1 小时服,必要时可重复一次。抗过敏:成人一次 50 mg,每天 2～3 次;小儿 1～6 岁,一次 12.5～25 mg,每天 2～3 次;7～12 岁,一次 25～50 mg,每天 2～3 次。

4.注意事项

（1）可与食物、果汁或牛奶同服,以减少对胃的刺激。服药期间不得驾驶机、车、船,从事高空作业、机械作业及操作精密仪器。

（2）服用本品期间不得饮酒或含有酒精的饮料。不得与其他中枢神经抑制药(如一些镇静安眠药)及三环类抗抑郁药同服。

（3）如服用过量或出现严重不良反应,应立即就医。

（4）本品性状发生改变时禁止使用。

（5）请将本品放在儿童不能接触的地方。

（6）儿童必须在成人监护下使用。

（7）如正在使用其他药品,使用本品前请咨询医师或药师。

（8）老年人慎用。

（9）过敏体质者慎用。

5.不良反应

（1）大剂量服用可产生嗜睡、头晕,偶有药疹发生。

（2）长期使用可能引起造血系统的疾病。

6.禁忌证

新生儿、早产儿禁用。对本品及辅料、苯海拉明、茶碱过敏者禁用。

7.药物相互作用

(1)对酒精、中枢抑制药、三环类抗抑郁药的药效有促进作用。

(2)能短暂地影响巴比妥类和磺胺醋酰钠等的吸收。

(3)与对氨基水杨酸钠同用时,后者的血药浓度降低。

(三)马来酸氯苯那敏(Chlorphenamine Maleate)

1.剂型规格

片剂:4 mg。注射剂:1 mL∶10 mg;2 mL∶20 mg。

2.适应证

本品适用于皮肤过敏症:荨麻疹、湿疹、皮炎、药疹、皮肤瘙痒症、神经性皮炎、虫咬症、日光性皮炎。也可用于过敏性鼻炎、血管舒缩性鼻炎、药物及食物过敏。

3.用法、用量

成人:①口服,一次 4～8 mg,每天 3 次。②肌内注射,一次 5～20 mg。

4.注意事项

(1)老年患者酌减量。

(2)可与食物、水或牛奶同服,以减少对胃刺激。

(3)婴幼儿、孕妇、闭角型青光眼、膀胱颈部或幽门十二指肠梗阻、消化性溃疡致幽门狭窄者、心血管疾病患者及肝功能不良者慎用。

(4)孕妇及哺乳期妇女慎用。

5.不良反应

(1)有嗜睡、疲劳、口干、咽干、咽痛,少见有皮肤瘀斑及出血倾向、胸闷、心悸。

(2)少数患者出现药疹。

(3)个别患者有烦躁、失眠等中枢兴奋症状,甚至可能诱发癫痫。

6.禁忌证

新生儿、早产儿、癫痫患者、接受单胺氧化酶抑制剂治疗者禁用。

7.药物相互作用

(1)与中枢神经抑制药并用,可加强本品的中枢抑制作用。

(2)可增强金刚烷胺、氟哌啶醇、抗胆碱药、三环类抗抑郁药、吩噻嗪类以及拟交感神经药的药效。

(3)与奎尼丁合用,可增强本品抗胆碱作用。

(4)能增加氯喹的吸收和药效。

（5）可抑制代谢苯妥英的肝微粒体酶,合用可引起苯妥英的蓄积中毒。

（6）本品不宜与阿托品、哌替啶等药合用,亦不宜与氨茶碱作混合注射。

（7）可拮抗普萘洛尔的作用。

（四）盐酸异丙嗪（Promethazine Hydrochloride）

1.剂型规格

片剂:12.5 mg,25 mg。注射剂:2 mL：50 mg。

2.适应证

（1）皮肤黏膜的过敏:适用于长期的、季节性的过敏性鼻炎,血管运动性鼻炎,过敏性结膜炎,荨麻疹,血管神经性水肿,对血液或血浆制品的变态反应,皮肤划痕症。

（2）晕动病:防治晕车、晕船、晕飞机。

（3）用于麻醉和手术前后的辅助治疗,包括镇静、催眠、镇痛、止吐。

（4）用于防治放射病性或药源性恶心、呕吐。

3.用法、用量

口服:抗过敏,一次 6.25～12.5 mg,每天 1～3 次;预防运动病,旅行前 1 小时服 12.5 mg,必要时一日内可重复 1～2 次,儿童剂量减半;用于恶心、呕吐,一次 12.5 mg,必要时每 4～6 小时 1 次;用于镇静、安眠,一次 12.5 mg,睡前服,1～5 岁儿童,6.25 mg;6～10 岁儿童,6.25～12.5 mg。肌内注射:一次 25～50 mg,必要时 2～4 小时重复。

4.注意事项

（1）孕妇在临产前 1～2 周应停用此药。

（2）老年人慎用。

（3）闭角型青光眼及前列腺肥大者慎用。

5.不良反应

异丙嗪属吩噻嗪类衍生物,小剂量时无明显不良反应,但大量和长时间应用时可出现吩噻嗪类常见的不良反应。①较常见的有嗜睡,较少见的有视力模糊或色盲（轻度）、头晕目眩、口鼻咽干燥、耳鸣、皮疹、胃痛或胃部不适感、反应迟钝（儿童多见）、晕倒感（低血压）、恶心或呕吐[进行外科手术和（或）并用其他药物时],甚至出现黄疸。②增加皮肤对光的敏感性,多噩梦,易兴奋,易激动,幻觉,中毒性谵妄,儿童易发生锥体外系反应。上述反应发生率不高。③心血管的不良反应很少见,可见血压增高,偶见血压轻度降低。白细胞计数减少、粒细胞计数减少症及再生不良性贫血则属少见。

6.禁忌证

新生儿、早产儿禁用。对本品及辅料、吩噻嗪过敏者禁用。

7.药物相互作用

（1）对诊断的干扰：葡萄糖耐量试验中可显示葡萄糖耐量增加。可干扰尿妊娠免疫试验，结果呈假阳性或假阴性。

（2）酒精或其他中枢神经抑制剂，特别是麻醉药、巴比妥类、单胺氧化酶抑制剂或三环类抗抑郁药与本品同用时，可增加异丙嗪或（和）这些药物的效应，用量要另行调整。

（3）抗胆碱类药物，尤其是阿托品类和异丙嗪同用时，后者的抗毒蕈碱样效应增加。

（4）溴苄铵、胍乙啶等降压药与异丙嗪同用时，前者的降压效应增强。肾上腺素与异丙嗪同用时肾上腺素的 α 作用可被阻断，使 β 作用占优势。

（5）顺铂、巴龙霉素及其他氨基糖苷类抗生素、水杨酸制剂和万古霉素等耳毒性药与异丙嗪同用时，其耳毒性症状可被掩盖。

（6）不宜与氨茶碱混合注射。

8.药物过量

药物过量时表现：手脚动作笨拙或行动古怪，严重时困倦或面色潮红、发热，气急或呼吸困难，心率加快（抗毒蕈碱 M 受体效应），肌肉痉挛，尤其好发于颈部和背部的肌肉。坐卧不宁，步履艰难，头面部肌肉痉挛性抽动或双手震颤（后者属锥体外系的效应）。防治措施：解救时可对症注射地西泮（安定）和毒扁豆碱；必要时给予吸氧和静脉输液。

（五）氯雷他定（Loratadine）

1.剂型规格

片剂：10 mg。糖浆剂：10 mL：10 mg。

2.适应证

用于缓解过敏性鼻炎有关的症状，如打喷嚏、流涕、鼻痒、鼻塞以及眼部痒及烧灼感。口服药物后，鼻和眼部症状及体征得以迅速缓解。亦适用于缓解慢性荨麻疹、瘙痒性皮肤病及其他过敏性皮肤病的症状及体征。

3.用法、用量

口服。①成人及 12 岁以上儿童：一次 10 mg，每天 1 次。②2～12 岁儿童：体重＞30 kg，一次 10 mg，每天 1 次。体重≤30 kg，一次 5 mg，每天 1 次。

4.注意事项

(1)肝功能不全的患者应减低剂量。

(2)老年患者不减量。

(3)妊娠期及哺乳期妇女慎用。

(4)2岁以下儿童服用的安全性及疗效尚未确定,故使用应谨慎。

5.不良反应

在每天 10 mg 的推荐剂量下,本品未见明显的镇静作用。常见不良反应有乏力、头痛、嗜睡、口干、胃肠道不适包括恶心、胃炎以及皮疹等。罕见不良反应有脱发、变态反应、肝功能异常、心动过速及心悸等。

6.禁忌证

对本品及辅料过敏者禁用。

7.药物相互作用

(1)同时服用酮康唑、大环内酯类抗生素、西咪替丁、茶碱等药物,会提高氯雷他定在血浆中的浓度,应慎用。其他已知能抑制肝脏代谢的药物,在未明确与氯雷他定相互作用前应谨慎合用。

(2)如与其他药物同时使用可能会发生药物相互作用,详情请咨询医师或药师。

8.药物过量

药物过量时表现:成年人过量服用本品(40～180 mg)可发生嗜睡、心律失常、头痛。防治措施:①一旦发生以上症状,立即给予对症和支持疗法。②治疗措施包括催吐,随后给予药用炭吸附未被吸收的药物,如果催吐不成功,则用生理盐水洗胃,进行导泻以稀释肠道内的药物浓度。③血透不能清除氯雷他定,还未确定腹膜透析能否清除本品。

(六)特非那定(Terfenadine)

1.剂型规格

片剂:60 mg。

2.适应证

(1)过敏性鼻炎。

(2)荨麻疹。

(3)各种过敏性瘙痒性皮肤疾患。

3.用法、用量

(1)成人及 12 岁以上儿童:口服,一次 30～60 mg,每天 2 次。

(2)6～12岁儿童,一次 30 mg,每天 2 次,或遵医嘱。

4.注意事项

(1)本品必须在医师处方下方可使用,与其他药物合用时须征得医师同意。

(2)因本品有潜在的心脏不良反应,不可盲目加大剂量。

(3)有心脏病及电解质异常(如低钙、低钾、低镁)及甲状腺功能低下的患者慎用。

(4)服用某些抗心律失常药及精神类药物的患者慎用。

(5)司机及机器操作者慎用。

(6)孕妇及哺乳期妇女慎用。

5.不良反应

(1)心血管系统:根据国外文献报道罕见有下列不良反应发生。如:QT 间期延长、尖端扭转性室性心动过速、心室颤动及其他室性心律失常、心脏停搏、低血压、心房扑动、昏厥、眩晕等,以上反应多数由于超剂量服用及药物相互作用引起。

(2)胃肠系统:如胃部不适,恶心、呕吐、食欲增加、大便习惯改变。

(3)其他:如口干、鼻干、咽干、咽痛、咳嗽、皮肤潮红、瘙痒、皮疹、头痛、头晕、疲乏等。

6.禁忌证

对本品及辅料过敏者禁用。

7.药物相互作用

(1)本品不能与各种抗心律失常药物同用,以免引起心律失常。

(2)酮康唑和伊曲康唑可抑制本品代谢,使药物在体内蓄积而引起尖端扭转型心律失常。其他咪唑类药物如咪康唑、氟康唑以及甲硝唑、克拉霉素和竹桃霉素等也有类似作用,严重时可致死亡。

8.药物过量

(1)药物过量时表现:一般症状轻微,如头痛、恶心、精神错乱等,严重者曾见室性心律失常。

(2)防治措施:①心脏监测至少 24 小时。②采取常规措施消除吸收的药物。③血透不能有效清除血液中的酸性代谢产物。④急性期后对症和支持治疗。

(七)盐酸非索非那定(Fexofenadine Hydrochloride)

1.剂型规格

片(胶囊)剂:60 mg。

2.适应证

(1)用于过敏性鼻炎、过敏性结膜炎。

(2)慢性特发性荨麻疹。

3.用法、用量

一次 60 mg,每天 2 次,或 120 mg 每天 1 次。

4.注意事项

肝功能不全者不需减量,肾功能不全者剂量需减半。

5.不良反应

主要不良反应是头痛、消化不良、疲乏、恶心以及咽部刺激感等。

6.禁忌证

对本品及辅料、特非那定过敏者禁用。

7.药物相互作用

本品与红霉素或酮康唑合并使用时,会使非索非那定的血药浓度增加 2～3 倍,但对红霉素和酮康唑的药动学没有影响。

8.药物过量

药物过量时表现:有报道在超剂量使用本品时出现头昏眼花、困倦和口干。防治措施:①当发生药物过量时,应考虑采取标准治疗措施去除未吸收的活性物质。②建议进行对症及支持治疗。③血液透析不能有效地清除血液中的非索非那定。

二、过敏活性物质阻释药

赛庚啶(Cyproheptadine)。

(一)剂型规格

片剂:2 mg。

(二)适应证

(1)用于荨麻疹、血管性水肿、过敏性鼻炎、过敏性结膜炎、其他过敏性瘙痒性皮肤病。

(2)曾用于库欣综合征、肢端肥大症等的辅助治疗,目前已较少应用。

(3)国外有报道可作为食欲刺激剂,用于神经性厌食。

(三)用法、用量

口服。①成人:一次 2～4 mg,每天 2～3 次。②儿童:6 岁以下每次剂量不超过 1 mg,6 岁以上同成人。

(四)注意事项

(1)服药期间不得驾驶机、车、船,从事高空作业、机械作业及操作精密仪器。

(2)服用本品期间不得饮酒或含有酒精的饮料。

(3)儿童用量请咨询医师或药师。

(4)如服用过量或出现严重不良反应,应立即就医。

(5)本品性状发生改变时禁止使用。

(6)请将本品放在儿童不能接触的地方。

(7)儿童必须在成人监护下使用。

(8)如正在使用其他药品,使用本品前请咨询医师或药师。

(9)过敏体质者慎用。

(10)老年人及 2 岁以下小儿慎用。

(五)不良反应

嗜睡、口干、乏力、头晕、恶心等。

(六)禁忌证

(1)孕妇、哺乳期妇女禁用。

(2)青光眼、尿潴留和幽门梗阻患者禁用。

(3)对本品过敏者禁用。

(七)药物相互作用

(1)不宜与酒精合用,可增加其镇静作用。

(2)不宜与中枢神经系统抑制药合用。

(3)与吩噻嗪药物(如氯丙嗪等)合用可增加室性心律失常的危险性,严重者可致尖端扭转型心律失常。

(4)如与其他药物同时使用可能会发生药物相互作用,详情请咨询医师或药师。

三、组胺脱敏剂

磷酸组胺(Histamine Phosphate)。

(一)剂型规格

注射剂:1 mL：1 mg;1 mL：0.5 mg;5 mL：0.2 mg。

(二)适应证

(1)主要用于胃液分泌功能的检查,以鉴别恶性贫血的绝对胃酸缺乏和胃癌的相对缺乏。

(2)用于麻风病的辅助诊断。

(3)组胺脱敏。

(三)用法、用量

(1)空腹时皮内注射,一次 0.25～0.5 mg。每隔 10 分钟抽 1 次胃液化验。

(2)用 1∶1 000 的磷酸组胺做皮内注射,一次 0.25～0.5 mg,观察有无完整的三联反应,用于麻风病的辅助诊断。

(3)组胺脱敏维持量:皮下注射,每周两次,每次 0.5 mL。

(四)注意事项

本品注射可能发生变态反应,发生后可用肾上腺素解救。

(五)不良反应

过量注射后可能出现面色潮红、心率加快、血压下降、支气管收缩、呼吸困难、头痛、视觉障碍、呕吐和腹泻等不良反应,还可能出现过敏性休克。

(六)禁忌证

禁用于孕妇、支气管哮喘及有过敏史的患者。

第九章

皮肤科常用药

第一节　外用糖皮质激素类药

外用糖皮质激素具有抗炎、抗过敏、免疫抑制及抗增生等药理作用。根据外用糖皮质激素的药理作用强度可大致可分为弱效、中效、强效和超强效 4 类,但其浓度和基质成分的不同也可改变其作用强度。目前国内常用的外用糖皮质激素见表 9-1。

表 9-1　国内常用的外用糖皮质激素

强度	药物	制剂浓度(%)
弱效	醋酸氢化可的松	1.0
中效	醋酸地塞米松	0.025～0.075
	丁酸氢化可的松	0.1
	醋酸曲安奈德	0.1
强效	糠酸莫米松	0.1
	二丙酸倍氯米松	0.025
	氟轻松	0.025
	哈西奈德	0.025
超强效	卤米松	0.05
	哈西奈德	0.1
	丙酸氯倍他索	0.02

注:制剂的剂型有软膏、乳膏、溶液或硬膏等

一、应用原则与注意事项

外用糖皮质激素的品种很多,它们的作用强弱和剂型不同,浓度也各异,要根据皮肤病的性质、皮损类型、部位、患者年龄等因素选择用药。如面部、腹股沟、腋窝、外阴部等皮肤柔嫩及皱褶部位应使用弱效或中效制剂。慢性革化肥厚性皮损或手掌足跖部皮损需使用强效或超强效糖皮质激素制剂,必要时需做封包治疗。婴儿或儿童的皮肤薄嫩,易出现不良反应,通常用弱效或中效糖皮质激素制剂且使用时间不宜过长。对特应性皮炎严重、肥厚的皮损可短期使用中、强效糖皮质激素制剂1~2周,当皮损好转后换用作用稍弱的制剂。在特应性皮炎急性发作期,可短期使用强效制剂,尽快控制其症状。对合并有细菌或真菌感染的皮肤病变,应选择含有抗菌成分的外用复方糖皮质激素制剂。

二、药物各论

(一)常用的糖皮质激素制剂

1.醋酸氢化可的松软膏

0.5%、1%、2.5%,其中0.5%及1%的为弱效外用糖皮质激素制剂。长期外用于面部可发生毛细血管扩张等不良反应。

2.醋酸地塞米松软膏或乳膏

0.05%,为中效外用糖皮质激素制剂。长期外用于面部可发生毛细血管扩张、口周皮炎等不良反应。

3.复方地塞米松软膏

为中效糖皮质激素制剂。本品20 g含地塞米松0.015 g、樟脑0.2 g、薄荷脑0.2 g,止痒效果强于单纯使用地塞米松制剂。

4.丁酸氢化可的松软膏

0.1%,为中效外用糖皮质激素制剂。适用于面部、皱褶部位及儿童,但不应长期、大面积使用。长期外用于面部可发生毛细血管扩张等不良反应。

5.醋酸曲安奈德软膏或乳膏

0.1%,为中效外用糖皮质激素制剂。也有含有尿素的制剂曲安奈德尿素软膏;尿素可增加水合作用,从而促进药物的吸收。

6.糠酸莫米松软膏或乳膏

0.1%,为中强效外用糖皮质激素制剂。可短期外用于面部、皮肤皱褶部位及儿童,时间不应超过2周,每天外用1次即可。

7.丙酸倍氯米松软膏

0.025％，为强效外用糖皮质激素制剂。主要用于较严重的湿疹、皮炎及银屑病等。

8.醋酸氟轻松软膏

0.025％、0.01％，为强效外用糖皮质激素制剂。主要用于较严重的湿疹、皮炎及银屑病等。

9.哈西奈德软膏或乳膏

0.025％、0.1％，为外用强效糖皮质激素制剂。0.1％溶液剂为超强效激素制剂。主要用于苔化肥厚、限局性的湿疹、皮炎及银屑病等。不应用于面部、儿童及皮肤皱褶部位。

10.卤米松软膏或乳膏

0.05％，为超强效糖皮质激素制剂。主要用于严重的顽固性湿疹、皮炎及银屑病等。不应用于面部、儿童及皮肤皱褶部位。

11.丙酸氯倍他索软膏

0.02％、0.05％，为超强效糖皮质激素制剂。主要用于严重的顽固性湿疹、皮炎及斑块性银屑病等，短期使用。不应用于面部、儿童及皮肤皱褶部位。

(二)含有抗菌药物的复方糖皮质激素制剂

1.曲安奈德益康唑软膏

曲安奈德益康唑软膏为硝酸益康唑1％和曲安奈德0.1％的复方制剂。益康唑既有抗真菌，又有抗细菌作用；曲安奈德为中效糖皮质激素，该制剂主要用于对弱效糖皮质激素制剂治疗反应差的各种湿疹、皮炎及银屑病等，皮炎、湿疹合并轻度真菌和细菌感染者更为适用。

2.复方曲安奈德软膏

每克含制霉菌素10万U、硫酸新霉素2.5 mg、短杆菌肽0.25 mg、曲安奈德1.0 mg。主要用于合并有轻度真菌、念珠菌和细菌感染的皮炎湿疹类皮肤病。

3.卤米松三氯生乳膏

卤米松三氯生乳膏为超强效糖皮质激素复方制剂，每克含卤米松0.5 mg和三氯生10 mg。三氯生有广谱抗菌作用，抗菌谱包括革兰氏阳性和阴性细菌以及皮肤真菌，因此更适于合并轻度感染的慢性顽固性皮炎、湿疹类皮肤病。应短期应用。

4.复方酮康唑软膏

复方酮康唑软膏为超强效糖皮质激素复方制剂，每克含丙酸氯倍他索

0.5 mg和酮康唑 10 mg。主要用于皮肤浅表真菌感染,如手癣、足癣、体癣、股癣等并发湿疹样变的皮损,合并轻度细菌、真菌感染的皮炎、湿疹以及斑块性银屑病。应短期使用。

5.丙酸氯倍他索咪康唑软膏或乳膏

丙酸氯倍他索咪康唑软膏或乳膏为超强效糖皮质激素复方制剂,每克含丙酸氯倍他索 0.5 mg 和硝酸咪康唑 20 mg。主要用于严重的顽固性湿疹、皮炎及银屑病等,皮炎、湿疹合并轻度细菌、真菌感染者,也适用于皮肤浅表真菌感染如手足癣、体股癣并发湿疹样变者。应短期使用。

第二节 皮肤清洁药和消毒防腐药

皮肤及软组织感染常见的病原菌是金黄色葡萄球菌及溶血性链球菌。皮肤感染较为浅表,常见的有脓疱疮、深脓疱疮(即臁疮、毛囊炎、疖肿、皮肤创伤后感染等)。软组织感染较为深在,常见的有蜂窝织炎、丹毒等。

一、应用原则与注意事项

(一)皮肤清洁药

皮肤清洁药具有清洁皮肤或毛发和除去皮肤上异物的功能。常用的有皂类、油类和氯化钠注射液等。

(1)皂类是脂肪酸或油脂与无机碱或有机碱反应所产生的物质,pH 一般为9~10。肥皂中含有表面活性物质,用温水和肥皂可对皮肤进行清洗,并可以除去皮损上的鳞屑、结痂和其他异物。高脂皂中脂肪酸或油脂的含量较高,能防止对皮肤的过度脱脂,但是其除污作用却因此而降低。液体肥皂又称香波,常用作毛发清洗剂,如 2%酮康唑香波。

注意事项:碱性较大的肥皂对皮肤的脱脂作用较强,长期使用会使皮肤变得干燥、粗糙,这类肥皂不适于皮脂缺乏者,也不适于皮肤柔嫩的婴幼儿使用;中性或微酸性肥皂对皮肤的脱脂和刺激作用较小。不良反应为肥皂的碱性和所含的表面活性物质等可使皮肤产生原发性刺激或变态反应性接触性皮炎。

(2)油类包括矿物油类、植物油类和动物油类,常用的有花生油、橄榄油、液状石蜡等。单纯的油类物质可以清除皮损上的鳞屑、结痂和其他异物,它们对皮肤几乎没有刺激性。油类物质除具有清洁皮肤的作用外,还可作为油剂、软膏剂和乳膏剂等剂型的基质成分。

(3)氯化钠注射液是 0.9％氯化钠水溶液,可用于湿敷及冲洗皮损上的污物。

(二)消毒防腐药

消毒防腐药是能杀灭病原微生物或抑制其生长繁殖的制剂。按作用机制可归纳为以下 3 类:第一,蛋白质变性作用,如酚类、醇类、醛类、酸类和重金属等,它们能够引起微生物原浆蛋白质凝固或变性,使其生长繁殖受到抑制而死亡。第二,干扰酶系统,如重金属盐类能与微生物的蛋白质巯基酶结合,使其活性降低或消失,从而影响其代谢;氧化剂类和卤素类也能氧化微生物体内的某些酶系统;染料类的药物也可能是通过干扰微生物的某些酶系统而影响其代谢过程。第三,增加胞质膜的通透性,使细胞内的营养物质外漏而导致病原微生物的死亡,达到杀菌目的。

二、药物各论

(一)高锰酸钾

1.其他名称

过锰酸钾,灰锰氧,PP 粉。

2.药理作用

本品属高效消毒剂,有强氧化作用,具有强而快的杀菌作用,可除臭、消毒,但作用短暂、表浅。

3.适应证

用于创面、溃疡面或化脓性皮肤损害等的清洁、除臭及痔疮坐浴等。

4.用法、用量

(1)0.1％～0.5％高锰酸钾水溶液:用于清洗创面。

(2)0.02％高锰酸钾水溶液:用于坐浴、浸浴、洗胃、阴道冲洗等。

(3)0.1％高锰酸钾水溶液:用于水果及食具的消毒。

5.不良反应

对皮肤及器皿有一定的染色作用。高浓度时对皮肤有腐蚀和刺激作用。

6.禁忌证

口服可致口腔黏膜腐蚀、水肿,胃肠道出血,肝、肾功能损伤。高浓度时严禁口服。

7.药物相互作用

不可与碘化物、有机物接触或并用。尤其是晶体,否则易发生爆炸。

8.注意事项

溶液应新鲜配制,久置或加温可迅速失效。勿用于黏膜部位。结晶不可直接与皮肤接触。

(二)乙醇

1.其他名称

酒精。

2.药理作用

本品是最常用的消毒防腐药,能使蛋白质变性而发挥杀菌作用,但对芽孢无效。70%浓度的杀菌效果最强,在 2 分钟内能将皮肤表面 90%的细菌杀死。过高浓度可使菌体表层的蛋白质凝固,从而阻碍乙醇向内渗透而影响杀菌作用。乙醇涂搽皮肤能扩张局部血管,增强血液循环,由于乙醇能挥发,有助于热量散发。

3.适应证

外用消毒。

4.用法、用量

75%乙醇水溶液用于皮肤消毒。作为溶媒,加入其他药物配成醑剂,如2%～4%红霉素乙醇用于痤疮的治疗。

5.不良反应

长期外用时由于乙醇具有去脂作用,可使皮肤变得干燥。

6.禁忌证

对本品过敏者禁用。

7.注意事项

使用中注意防火,勿使接近火源而引起燃烧。

(三)碘酊

1.其他名称

碘酒。

2.药理作用

本品为消毒防腐剂,其作用机制是使菌体蛋白质变性、死亡,对细菌、真菌、病毒均有杀灭作用。

3.适应证

用于一般皮肤消毒,也用于传染性软疣及头癣等的治疗。

4.用法、用量

碘酊的配方为碘 2.0 g、碘化钾 1.5 g、乙醇 50 mL,水加至 100 mL。用于传染性软疣,应先以镊子夹去疣体,然后外搽碘酊;用于头癣治疗,患者应剃去头发,白天外用头癣软膏,晚上洗头后外搽碘酊。

5.不良反应

外用可引起刺激和灼烧。

6.禁忌证

对本品过敏者禁用。

7.药物相互作用

不得与碱、生物碱、水合氯醛、酚、硫代硫酸钠、淀粉、鞣酸同用或接触。

8.注意事项

碘对黏膜有刺激作用,因此不能用于黏膜部位。

(四)聚维酮碘

1.其他名称

碘附,碘伏。

2.药理作用

本品为消毒防腐剂,对多种细菌、芽孢、病毒、真菌等有杀灭作用。其作用机制是本品接触创面或患处后,能解聚释放出所含的碘而发挥杀菌作用。特点是对组织的刺激性小,适用于皮肤、黏膜感染。

3.适应证

皮肤消毒、创伤皮肤黏膜消毒、慢性咽喉炎、口腔溃疡等。

4.用法、用量

(1)10%聚维酮碘乙醇溶液:用于小伤口及感染,一日 2 次;用于手术操作前后的皮肤消毒。

(2)10%聚维酮碘溶液:用于手术操作前后的皮肤消毒。

(3)5%聚维酮碘溶于表面活性剂中:用于皮肤清洁。

5.不良反应

偶见过敏;面积较大的伤口和严重烧伤皮肤大面积使用可引起全身性不良反应,如代谢性酸中毒、高钠血症以及肾功能损伤。

6.禁忌证

孕妇及哺乳期妇女、对碘或聚维酮碘过敏者禁用。

7.药物相互作用

不得与碱、生物碱、水合氯醛、酚、硫代硫酸钠、淀粉、鞣酸同用或接触。

8.注意事项

皮肤破损和肾功能不全时慎用。

(五)甲紫

1.其他名称

龙胆紫。

2.药理作用

本品能抑制革兰氏阳性菌,特别是葡萄球菌、白喉杆菌等;对真菌如白念珠菌也有较好的抗菌作用。因其阳离子能与细菌蛋白质的羟基结合,影响其代谢而产生抑菌作用。此外,它还能与坏死组织结合形成保护膜,起到收敛作用。

3.适应证

用于皮肤和黏膜的化脓性感染、白念珠菌引起的口腔炎,也用于烫伤、烧伤等。

4.用法、用量

治疗黏膜感染,用1‰水溶液外涂,一日2～3次;用于烧伤、烫伤,用0.1‰～1‰水溶液外涂。

5.不良反应

对黏膜可能有刺激性或引起接触性皮炎。

6.禁忌证

过敏体质者及已有过变态反应者禁用。

7.药物相互作用

甲紫溶液遇酸呈绿黄色,遇碱游离出甲紫盐基的褐紫色沉淀。

8.注意事项

面部有溃疡性损害时应慎用,不然可造成皮肤着色;只能作短期外用,不能长期使用;大面积的破损皮肤不宜使用;卟啉症患者慎用。

(六)苯扎溴铵

1.其他名称

新洁尔灭。

2.药理作用

本品为阳离子型表面活性剂,具有清洁、杀菌和消毒作用,对多种革兰氏阳性菌和阴性菌、芽孢、真菌和多种病毒均具有较强的杀灭作用。

3.适应证

用于皮肤、黏膜和小面积伤的消毒。

4.用法、用量

0.05%～0.1%水溶液外搽或浸泡。复发性毛囊炎的好发部位可经常以此溶液涂搽。

5.不良反应

口服可造成恶心、呕吐;浓溶液可致食管损伤或坏死。

6.禁忌证

对本品过敏者禁用。

7.药物相互作用

与碘酊、高锰酸钾、过氧化氢溶液(双氧水)、磺胺粉等存在配伍禁忌,局部消毒时不宜合用。

8.注意事项

(1)本品应避光长期反复应用,以防引起变态反应。

(2)应避免接触眼睛、脑、脑膜、中耳等部位。

(3)不宜用于膀胱镜、眼科器械及合成橡胶的消毒。

(4)禁止与肥皂、盐类及其他合成洗涤剂同时使用,避免使用铝制容器、聚氯乙烯瓶盛放。

(5)对结核分枝杆菌和铜绿假单胞菌无效。

第三节　皮炎、湿疹用药

皮炎与湿疹是一组常见的皮肤病。皮炎与湿疹这两个名称间没有明确的界定,可以通用。其病因尚不很清楚,可能是由人体内部和外部的多种因素相互作用引起的一类过敏性皮肤炎症性疾病。按病期可分为急性、亚急性和慢性 3 期。急性湿疹表现为红斑、丘疹、丘疱疹和水疱,抓破后有糜烂、渗液。亚急性湿疹水疱和渗液减少,出现结痂和脱屑。慢性湿疹以皮肤肥厚、粗糙呈苔藓样变为主。特应性皮炎是一种特殊类型的湿疹,旧称异位性皮炎,发病与遗传有关,该病分婴幼儿期、儿童期及成人期。

接触性皮炎是皮肤、黏膜接触某些外源性物质引起的炎症反应。长期接触致敏物可引起慢性接触性皮炎,呈慢性湿疹改变。如果因接触酸碱等引起灼伤,称为原发刺激性接触性皮炎,应立即用大量净水冲洗,有条件者再用弱酸中和强碱、弱碱中和强酸。如果因变态反应所致,称过敏性接触性皮炎,临床所见的接触性皮炎大多属于此类。神经性皮炎又称慢性单纯性苔藓,好发于中老年人的颈、上睑、肘、骶、阴肛等处,该病呈慢性经过,典型皮损呈苔藓样变,表面皮沟加深、革化肥厚。脂溢性皮炎是发生在皮脂溢出基础上的一种慢性皮肤炎症,目前认为与糠秕马拉色菌感染有密切关系,好发于头皮、面、背、腋窝和阴部等处。皮疹表现为黄红色斑片,伴油腻性鳞屑,自觉瘙痒。

一、应用原则与注意事项

皮炎湿疹的治疗首先应寻找原因,并尽量避免。应注意劳逸结合,睡眠充足。多吃蔬菜,保持大便通畅。忌辛辣刺激的食物和酒类。有些食物可加重皮损,应留意并避免食用。含油的坚果也不宜多吃。洗澡不宜用过热的水,忌热水烫洗,不宜用对皮肤有刺激作用的肥皂或沐浴露等。洗浴后应外搽润肤药或保湿药,以保持皮肤的润泽。患者应尽量避免搔抓。贴身的衣、被最好用棉制品。瘙痒严重者可内服传统抗组胺药物如苯海拉明、氯苯那敏等或抗焦虑药物如多塞平等。除非有明确的病因,如急性接触性皮炎可系统使用糖皮质激素,否则皮炎、湿疹患者应尽量避免系统应用糖皮质激素。对严重、泛发或经一般治疗无效的湿疹患者,可能需要应用免疫抑制药物,如短期口服中、小剂量的糖皮质激素,应请皮肤科专科医师诊治,并在病情缓解后逐渐减量,也可采用紫外线治疗。

外用糖皮质激素制剂是治疗皮炎湿疹的主要药物,应根据患者的年龄、发生部位、皮疹类型及皮损局部有无感染等选择合适的种类和剂型。急性湿疹仅有红斑丘疹者,可外用中、弱效糖皮质激素制剂,配合炉甘石洗剂消肿止痒。有糜烂渗出者,先采用冷湿敷,如采用 0.9% 氯化钠溶液、3% 硼酸液;糜烂渗出伴有感染者,可用 0.02% 高锰酸钾溶液、0.05% 小檗碱溶液等冷湿敷,面积广泛者则需分部位进行冷湿敷。湿敷后外用氧化锌糊剂,并与糖皮质激素制剂交替使用。慢性湿疹皮损厚、苔藓样变明显者,可选用中、强效糖皮质激素软膏或硬膏,也可用焦油类软膏如黑豆馏油软膏及鱼石脂软膏与外用糖皮质激素制剂交替使用。瘙痒严重者可用多塞平乳膏等。

比较局限的、合并细菌感染的湿疹皮炎可使用含抗生素的糖皮质激素外用制剂。抗菌药物不宜长期使用，以免引起抗生素耐药。间擦部位的湿疹常合并念珠菌或真菌感染，可外用含抗真菌药物的糖皮质激素制剂。湿疹继发感染面积较大者可酌情系统使用抗生素。脂溢性皮炎的发病与糠秕马拉色菌有密切关系，头皮脂溢性皮炎可选用含焦油、硫化硒或酮康唑的外用洗剂洗头，面部的皮损可用硫黄软膏或抗真菌外用制剂如酮康唑、咪康唑或联苯苄唑乳膏等。

钙调磷酸酶抑制剂如 0.03％、0.1％他克莫司或 1％吡美莫司软膏适于外用糖皮质激素制剂疗效差或不良反应大的湿疹及特应性皮炎患者，尤其是面部及皱褶部位的皮损。湿疹、特应性皮炎患者皮肤干燥者，可外用 10％尿素软膏等保湿药、润肤药，使皮肤保持润泽，这对巩固及维持疗效、预防复发是很重要的。

二、药物各论

(一)炉甘石

1.其他名称

甘石，卢甘石，干石。

2.药理作用

本品作为中度的防腐、收敛、保护剂治疗皮肤炎症或表面创伤。一般用 5％～10％水混悬液(洗剂)，外用可抑制局部葡萄球菌生长；能部分吸收创面分泌液，有收敛、保护作用；尚能抑制局部葡萄球菌的生长。

3.适应证

急性瘙痒性皮肤病，如湿疹和痱子。

4.用法、用量

外用，一日多次。

5.不良反应

寒冷季节不宜大面积涂用，否则易受凉。本品较强的收敛作用可使皮肤变得干燥。

6.禁忌证

对本品过敏者禁用。

7.注意事项

头发等体毛较长的部位一般不用。有显著渗出的皮肤损害者不宜应用。

8.特殊人群用药

过敏体质者慎用。

(二)氧化锌

1.其他名称

锌白。

2.药理作用

本品对皮肤有弱收敛、滋润和保护作用,又有吸着及干燥功能。

3.适应证

急性或亚急性皮炎、湿疹、痱子,以及轻度、小面积的皮肤溃疡。

4.用法、用量

外用,一日 1～2 次。

5.不良反应

偶见变态反应。

6.禁忌证

对本品过敏者禁用。

7.注意事项

对有渗出的皮损,最好先做冷湿敷。使用糊剂或油剂前,可先用纱布蘸液状石蜡或植物油清洁皮损表面。头皮、外阴部位涂药时需将毛发剪短。

(三)他克莫司

1.其他名称

普特彼。

2.药理作用

本品为一种大环内酯类免疫抑制类药物,是至今上市的首个非糖皮质激素免疫调节剂,具有局部免疫调节,抗炎、止痒等功效。

3.适应证

因潜在危险而不宜使用传统疗法、或对传统疗法反应不充分、或无法耐受传统疗法的中到重度特应性皮炎患者,作为短期或间歇性长期治疗。

4.用法、用量

成人和 16 岁以上者一日 2 次,外用 0.1％软膏剂直到皮损消失,然后减量到一日 1 次或改用 0.03％软膏剂。如果湿疹加重或 2 周后无改善,则应选用其他治疗。2～15 岁的儿童初始时用 0.03％软膏剂,一日 2 次,皮损控制后减量到一日 1 次,直到皮损消失。

5.不良反应

在外用的最初几天局部可有灼热、痒感、红斑、干燥及脱屑。

6.禁忌证

对他克莫司或制剂中的任何其他成分有过敏史的患者禁用本品。

7.药物相互作用

由于吸收量极少,本品不易与全身性给药的药物发生相互作用。

8.注意事项

局部有感染者应先治疗感染。涂药处不采用封包,避免过度暴露于日光和紫外线光源下。避免饮酒。避免接触眼结膜。不能长期大面积使用。

9.特殊人群用药

0.03%和0.1%浓度的本品均可用于成人,但只有0.03%浓度的本品可用于2岁及2岁以上的儿童。2岁以下的儿童不建议使用。

(四)多塞平

1.其他名称

多虑平。

2.药理作用

本品为三环类抗抑郁药,其作用在于抑制中枢神经系统对5-羟色胺及去甲肾上腺素的再摄取,从而使突触间隙中的这两种神经递质浓度增高而发挥抗抑郁作用,也具有抗焦虑和镇静作用。

3.药动学

局部外用后,也可在血中检测到药物,多塞平在体内分布较广,可透过血-脑脊液屏障和胎盘屏障。

4.适应证

慢性单纯性苔癣,局限性瘙痒症,亚急性、慢性湿疹及异位性皮炎引起的瘙痒。

5.用法、用量

外用,一日2~3次。

6.不良反应

全身性不良反应一般为嗜睡,还可有口干、头痛、眩晕、疲倦、情绪改变、味觉改变、恶心、焦虑和发热等。局部不良反应有一过性刺痛感和(或)烧灼感、瘙痒、红斑、皮肤干燥等。

7.禁忌证

既往有严重的药物过敏史者禁用;因为本品具有抗胆碱作用,而且外用后可在血中检出本品,因此对于未治疗的闭角型青光眼或有尿潴留倾向者、心功能不全、严重肝肾损伤者以及有癫痫病史者禁用。

8.药物相互作用

与单胺氧化酶抑制剂、三环类抗抑郁药、西咪替丁、乙醇等均有不同程度的相互作用。

9.注意事项

不能用于眼结膜等黏膜部位。有 20％的人外用后可有嗜睡,尤其是超过 10％的体表面积时,应提醒患者用药后不要驾车或操作危险机器。连续使用不得超过 8 天。用药时应避免饮酒,因酒能加剧此药的作用。使用前至少 2 周应停用单胺氧化酶抑制剂类药物。

10.特殊人群用药

老年患者、孕妇及哺乳期妇女尽量不用本药。12 岁以下的儿童不建议使用。

第四节 银屑病用药

银屑病俗称牛皮癣。皮损特点是表皮增生和脱屑,好发于肢体伸侧和头皮,严重时可泛发全身。治疗前,首先应使患者了解银屑病是一个慢性复发性皮肤病,虽然治疗方法很多,但目前尚无根治的方法。首先应教育患者正确对待疾病,对有思想负担的患者应进行心理治疗。治疗方法的选择应根据病期、皮损范围、性质、部位、年龄等因素而定。对于轻症、限局性银屑病患者,采用局部治疗即可;对于皮损较为广泛、慢性斑块型银屑病患者,除外用药外,可配合光疗如窄波紫外线照射。对急性进行期的点滴型银屑病患者,不能采用有刺激性的外用药;对于泛发性重症银屑病、红皮病型银屑病、泛发性脓疱型银屑病、关节病型银屑病的患者,则应由皮肤科专科医师诊治,需要采用系统用药,包括糖皮质激素、免疫抑制剂、维 A 酸类及生物制剂等。

一、应用原则与注意事项

(一)局部治疗药物

银屑病的外用治疗药常用的有维生素 D_3 衍生物、煤焦油、地蒽酚、糖皮质激素制剂及维 A 酸类药物等。常用的维生素 D_3 和同系物有卡泊三醇、骨化三醇和他卡西醇,它们具有影响细胞分裂和分化的作用。此类药物无异味也不污染衣服,因而较焦油或地蒽酚制剂更能被患者接受。

外用糖皮质激素是银屑病的一个有效的治疗药物,应遵循以下原则:①适用于皮损局限、处于静止期的银屑病。对局限性斑块或肥厚的皮损、掌跖部位的银屑病可外用强效糖皮质激素,必要时可采用封包疗法。也可先用10%水杨酸软膏,去除增厚的角质层后再用糖皮质激素制剂。②面部、皮肤皱褶部位的皮损可外用弱效至中效糖皮质激素制剂,不能使用强效及超强效糖皮质激素制剂。③头皮银屑病通常鳞屑较多,且较厚、黏着,可先用水杨酸等角质剥脱剂,之后用中强效糖皮质激素,可选用溶液。④不能大面积、长期使用糖皮质激素,尤其是强效及超强效制剂,以免药物经皮吸收产生系统性不良反应。即使局部外用,连续用药不应超过2周,以避免局部不良反应的发生。为此,糖皮质激素常与其他治疗药物交替使用。⑤超强效外用糖皮质激素应避免用于银屑病患者或仅在专业医师的指导下使用。尽管超强效糖皮质激素可以短期内控制银屑病皮损,但停药后易引起复发或反弹,有时可导致脓疱型银屑病的发生。

(二)光疗

光疗有单纯以中波紫外线(UVB)、窄波紫外线(NB-UVB)照射,及外用或内服光敏剂甲氧沙林(8-MOP)后照射长波紫外线(UVA)即光化学疗法(PUVA)。其中窄波紫外线照射方法简单、安全有效,目前采用较多。光疗是治疗银屑病的一个有效疗法,尤其适用于皮损泛发、慢性静止期的银屑病患者。对于应用局部治疗无效的中度重症银屑病也可使用。光疗应在专业医师的指导下进行。过高的剂量可造成严重的全身及皮肤反应,甚至可激惹银屑病。

(三)系统治疗药物

系统治疗用于重症、泛发、对外用治疗效果不好、顽固的寻常性银屑病及脓疱病型、关节病型和红皮病型银屑病。系统用药主要包括维A酸类,免疫抑制剂如环孢素、甲氨蝶呤,系统性糖皮质激素及生物制剂等。

1.依曲替酸

依曲替酸是阿维A酯(依曲替酯)在体内的代谢产物,生物活性强,主要用于银屑病的治疗,一般在服药2~4周后起效,最佳疗效多在治疗4~6周后或更长时间获得。需要特别指出的是阿维A酯有致畸性,育龄女性治疗前必须排除怀孕的可能性,治疗中和停药后2年内要采取有效的避孕措施。同时应定期监测肝功能和血脂浓度。

2.免疫抑制剂

(1)甲氨蝶呤:是一种代谢类抗肿瘤药,属细胞周期特异性药物,主要作用于细胞周期的 S 期。内服可应用于皮损泛发、其他方法治疗效果不佳、顽固的银屑病患者。方法可采用每周分次剂量的方案(即 36 小时疗法),每周共服用 7.5 mg,方法为每 12 小时服用 2.5 mg,连续服用 3 次;第二种方法为 1 周 1 次的方案,一次口服 10～15 mg,持续服用,以达到最佳的临床疗效,期间可对剂量做适当调整。达到最佳疗效后,服药剂量应减少,服用间期应延长。对本药过敏、孕妇、严重的肝肾功能不全者、有骨骼抑制者禁用;有感染性疾病者、消化性溃疡或溃疡性结肠炎者慎用。甲氨蝶呤常见的不良反应有肝损害、氨基转移酶升高,可出现黄疸。长期内服可导致肝细胞坏死、肝纤维化甚至肝硬化;白细胞和血小板减少;可引起骨髓抑制;胃肠道不适,常见食欲减退、出现口腔炎等。对长期服用者应予特别注意,必要时做肝穿刺、骨骼穿刺检查。

(2)环孢素:是一种 T 淋巴细胞功能调节药。主要用于预防器官移植后发生的排斥反应。在皮肤科该药可用于自身免疫性疾病,如天疱疮、大疱性类天疱疮、有肾损害的系统性红斑狼疮等患者。对顽固难治、皮损广泛的寻常性银屑病及脓疱病型、关节病型和红皮病型银屑病可内服环孢素,方法为一口 3～5 mg/kg,达到最佳疗效后逐渐减量。对本药过敏、有严重的心肺疾患、未控制的高血压患者、孕妇、哺乳期妇女禁用;肝肾功能不全、患有感染性疾病、高血压患者(已控制)、年龄>65 岁者慎用。本药不能与氟康唑等同时服用。常见的不良反应有食欲减退,肾功能受损包括血清肌酐、尿素氮升高,高血压,电解质紊乱等;长期服用可出现牙龈肿胀、多毛等。服药期间应定期检查肝肾功能、血尿常规、血电解质水平、血压等,同时应监测本药的血药浓度。

(3)雷公藤多苷:体外实验表明本品有较强的抗炎作用和免疫抑制作用。可用于结缔组织病如红斑狼疮、皮肌炎、白塞病、血管炎、各型银屑病。口服,一次 10～20 mg,一日 3 次。

(4)依那西普:用于关节病型银屑病,也用于对系统治疗包括环孢素和甲氨蝶呤及光疗无效的成人重症斑块型银屑病、不能耐受系统治疗或对系统治疗有禁忌证的成人重症斑块型银屑病。成人推荐剂量为一次 25 mg,1 周 2 次皮下注射,注射部位可为大腿、腹部和上臂;儿童推荐剂量为每周 400 μg/kg,最大剂量为 50 mg,分两次皮下注射。如在治疗 12 周后效果仍然不佳,应停止使用。

二、药物各论

(一)卡泊三醇

1.其他名称

钙泊三醇,达力士。

2.药理作用

本品是维生素 D 的类似物,药效学性质与维生素 D_3 的活性代谢物骨化三醇相似,明显抑制细胞的增殖和刺激细胞分化,也抑制表皮细胞的增殖和细胞分化。本品不易引起高钙血症。

3.药动学

卡泊三醇经皮肤吸收为给药剂量的 $1\%\sim5\%$,经肝脏代谢,主要代谢物无药理活性,半衰期很短。

4.适应证

寻常性银屑病。

5.用法、用量

软膏外用,每天 $1\sim2$ 次,每周的用量不应超过 100 g;搽剂用于头皮银屑病,每天 $1\sim2$ 次,每周的用量不应超过 60 mL。

6.不良反应

局部皮肤刺激症状,可出现红斑、烧灼感、瘙痒等症状。还可引起光敏反应。

7.禁忌证

对本品过敏者或钙代谢失调者应禁用。

8.药物相互作用

不可与水杨酸制剂合用。

9.注意事项

这类药物吸收可影响体内的钙代谢,禁用于钙离子代谢异常患者,也不宜长期、大面积使用,以免增加高钙血症的风险。软膏制剂避免用于面部。不能与水杨酸制剂合用。用后应洗去手上的残留药物,以避免刺激正常皮肤。

10.特殊人群用药

孕妇慎用,儿童不建议使用。

(二)他卡西醇

1.其他名称

萌尔夫,他卡苷醇。

2.药理作用

本药为活性维生素 D_3 衍生物,具有诱导细胞分化(可促进细胞内不溶性膜的前驱蛋白质包壳的合成)、抑制细胞增殖的作用。可缓解银屑病患者鳞屑、红斑及皮肤增生的体征。本药大量外用吸收后有引起高钙血症的可能。与皮质激素相比,本药不会导致皮肤萎缩。

3.药动学

局部应用本药后 2~3 周开始发挥作用。动物试验提示:局部应用本药后可分布至皮肤、肝脏及小肠组织中,主要经粪便排泄,另有部分自尿中排出。

4.适应证

寻常性银屑病。

5.用法、用量

外用,每天 1~2 次,每天的用量不应超过 10 g。

6.不良反应

局部皮肤刺激症状如红斑、瘙痒等。

7.禁忌证

对本品成分有过敏史的患者禁用。

8.药物相互作用

本药不抑制表皮生长因子受体(epidermal growth factor receptor,EGFR),故与抑制 EGFR 的药物(如地蒽酚、局部用维 A 酸及糖皮质激素等)合用可能增加治疗银屑病等疾病的疗效。

9.注意事项

尚未有血清钙值上升的临床报告,但因本品为活性维生素 D_3 制剂,与类似药品如活性型维生素 D_3 外用制剂合用或大剂量涂抹时有血清钙值上升的可能性。另外,还有引起伴随高钙血症的肾功能低下的可能性。因此,在与类似的药剂合用或大剂量给药时,应注意观察血清钙及尿液中的钙含量和肾功能状况如肌酸酐、BUN 等。不用于眼角膜、结膜。

10.特殊人群用药

孕妇慎用。

(三)地蒽酚

1.其他名称

蒽林,蒽三酚,二羟蒽酚,去甲基苛桠素

2.药理作用

本药为合成的焦油衍生物,属羟基蒽酮类抗角化药。其主要的药理作用包括抗上皮细胞增殖、诱导上皮细胞分化及抗炎作用。

3.药动学

本药不稳定,在暗处即可自身氧化为1,8-二羟蒽醌、地蒽酚二聚体和蒽醌二聚体等。1,8-二羟蒽醌可被进一步氧化,最终形成稳定而不可溶的地蒽酚衍生物。其中间产物如地蒽酚阴离子、地蒽酚游离基和氧游离基被认为具有抗银屑病的作用,同时也可引起地蒽酚皮炎。

外用本药软膏或蜡棒后经皮吸收率非常低,60分钟后测得绝大多数1,8-二羟蒽醌、少量地蒽酚二聚体及地蒽酚主要聚集在银屑病皮损表皮内,4.5小时后方可在未受累皮肤的表皮中测到少量1,8-二羟蒽醌。主要以氧化产物的形式从尿中排出。

4.适应证

寻常性斑块状银屑病。

5.用法、用量

治疗应从低浓度如0.1%开始,根据耐受程度逐渐增加药物浓度如0.25%、0.5%和1.0%,最高可至3%。一般每天晚上涂药,次日清晨洗去,白天涂润肤药以保持皮肤润泽。对较厚的皮损可先用角质溶解药。

6.不良反应

主要的不良反应是对皮肤有刺激作用,引起发红、灼热、瘙痒等症状。指甲可染为红褐色,并使衣物黄染。

7.禁忌证

对地蒽酚类化合物过敏者禁用;对进展期脓疱性银屑病患者禁用。

8.药物相互作用

(1)尿素能增加本药的透皮吸收,从而可降低使用的浓度,以减轻本药对皮肤的刺激。

(2)水杨酸可防止本药被氧化为蒽酮,故可保护本药的药理作用。

(3)与光敏感药物合用可增强本药的光敏感作用。

(4)与糖皮质激素合用可减轻本药的刺激性,并缩短皮损的清除期,但两者合用时银屑病的复发率较高,且可引起脓疱型银屑病反跳,故应慎与糖皮质激素药合用。

9.注意事项

避免用于眼周和皮肤敏感部位。避免接触眼及黏膜部位。不能用于皮肤破溃处。不能用于面部、外阴部及皮肤皱褶部位。用药后应立即洗去手上的残留药物，以防刺激皮肤。本药治疗应从低浓度、小面积及短疗程开始，根据皮肤的耐受性及皮损反应逐渐增加浓度、扩大用药面积及增加药物接触时间。用药期间若邻近的正常皮肤出现红斑、灼热等反应，提示药物过量，应降低药物浓度、减少给药次数及药物存留时间。

10.特殊人群用药

哺乳期妇女慎用，孕妇不推荐使用。

(四)他扎罗汀

1.其他名称

乐为，炔维。

2.药理作用

本药为一种合成的受体选择性维A酸类药物，通过阻断角质形成细胞的分化异常和过度增殖，抑制炎症细胞的炎症反应，从而达到治疗斑块型银屑病的目的。

3.药动学

局部给药后，本药结构中的酯被水解生成他扎罗汀酸。原形药及他扎罗汀酸经皮肤吸收量极小，通常两者的血药浓度分别低于 0.15 ng/mL 和 6 ng/mL。他扎罗汀酸的血浆蛋白结合率高于99%，半衰期约为18小时，最终代谢成为砜、亚砜以及其他极性化合物，通过尿液和粪便排泄。

4.适应证

寻常性斑块型银屑病及寻常痤疮。

5.用法、用量

每天睡前局部外用一次，将凝胶均匀涂于皮损上，轻轻揉擦。外用面积不应超过体表面积的20%。

6.不良反应

局部刺激较为多见，表现为瘙痒、烧灼感、红斑、脱屑、皮炎、皮肤干燥等；偶见刺痛和皮肤发红、皮肤干燥和疼痛。若不能耐受则应及时停药。

7.禁忌证

孕妇、哺乳期妇女及近期有生育愿望的妇女禁用；对本品或其他维A酸类药物过敏者禁用。

8.药物相互作用

与其他具有光敏性的药物(如四环素、氟喹诺酮、吩噻嗪、磺胺类等)合用会增加光敏性。

9.注意事项

应避免接触眼睛及其他黏膜部位;不能用于面部、擦烂区、头皮毛发覆盖处、湿疹化皮肤;用后立即洗净手上残留的药物;治疗期间避免过度暴露于紫外线下,包括阳光、日光浴、PUVA 或 UVB 治疗;用药同时不应使用可致皮肤干燥的药物或化妆品;育龄妇女在用药前需确认未妊娠;服用具有光敏性药物的患者应慎用。

10.特殊人群用药

孕妇、哺乳期妇女及近期有生育愿望的妇女禁用;18 岁以下的儿童及 65 岁以上的老年人不推荐使用。

(五)阿维

1.其他名称

阿维 A 酸,艾维甲酸。

2.药理作用

本品是阿维 A 酯的活性代谢产物,可由阿维 A 酯在肠内经酶水解而成,也可由储存于脂肪组织中的阿维 A 酯再进入血液循环而生成。具有调节表皮细胞分化和增殖等作用。

3.药动学

本药口服后 1~4 小时达血药浓度峰值。口服的生物利用度约为 60%,个体差异大(36~95%)。血浆蛋白总结合率大于 99%,分布容积为 9 L/kg。本药具有很高脂溶性(低于阿维 A 酯),易在组织中分布,但不能在组织中大量储存。药物在肝脏广泛代谢,主要代谢产物(13-顺式异构体)具有致畸性。本药全部以代谢物形式排出,尿中和粪中各占一半。药物母体和 13-顺式异构体的消除半衰期分别为 50 小时和 60 小时。此外,本药不能经透析清除。

4.适应证

阿维 A 适用于治疗严重的红皮病型银屑病、脓疱型银屑病以及其他角化性皮肤病。

5.用法、用量

本品的个体差异较大,剂量需要个体化,才能取得最大的临床治疗效果,同时不良反应最小。开始治疗:阿维 A 治疗应为每天 25 mg 或 30 mg,作为一个单独剂量与主餐一起服用;如果经过 4 周的治疗效果不满意,又无毒性反应,每天的最大剂量可以逐渐增加至 70 mg。维持治疗:治疗开始有效后,可给予每天 25～50 mg 的维持剂量,维持剂量应以临床效果和耐受性作为根据。一般来说,当皮损已充分消退,治疗应该停止。复发可按开始治疗的方法再治疗。其他角化性疾病的维持剂量为每天 10 mg,最大为每天 50 mg。

6.不良反应

本品主要和常见的不良反应为维生素 A 过多综合征样反应,主要表现为:①皮肤瘙痒、感觉过敏、光过敏、红斑、干燥、脱屑、甲沟炎等。②唇炎、鼻炎、口干等。③眼干燥、结膜炎等。④肌痛、背痛、关节痛、骨增生等。⑤神经系统:头痛、步态异常、颅内压升高、耳鸣、耳痛等。⑥其他:疲劳、畏食、食欲改变、恶心、腹痛等。⑦实验室异常:可见门冬氨酸氨基转移酶、丙氨酸氨基转移酶、碱性磷酸酶、三酰甘油、胆红素、尿酸、网织红细胞等短暂性轻度升高;也可见高密度脂蛋白、白细胞及磷、钾等电解质减少。继续治疗或停止用药,改变可恢复。

7.禁忌证

孕妇及哺乳期妇女及 2 年内有生育计划的妇女禁用。对阿维 A 或其他维 A 酸类药物过敏者禁用。严重肝肾功能不全者、高脂血症者、维生素 A 过多症或对维生素 A 及其代谢物过敏者禁用。

8.药物相互作用

(1)与甲氨蝶呤同用,肝毒性加重。可能机制为两者的肝毒性作用相加和甲氨蝶呤清除率下降所致。两药禁止合用。

(2)本药与维生素 A 和其他维 A 酸类药物合用,可导致维生素 A 过多症,应禁止合用。

(3)本药可能降低苯妥英的蛋白结合率,从而有升高苯妥英的游离血药浓度和毒副作用的风险,不建议两药合用。如必须合用,需监测苯妥英的游离血药浓度,注意控制癫痫发作的情况和苯妥英的毒性体征。

(4)本药可干扰地索高诺酮、乙炔雌二醇、依托孕烯、美雌醇、去甲基孕酮、炔诺酮和炔诺孕酮等药的避孕效果。妇女不应依赖避孕药物,需同时选择另外的避孕方式。

(5)本药不影响华法林的蛋白结合率。

9.注意事项

育龄妇女在开始阿维 A 治疗的前 2 周内必须进行妊娠试验,确认妊娠试验为阴性后,在下次正常月经周期的第 2 或第 3 天开始用阿维 A 治疗。在开始治疗前、治疗期间和停止治疗后至少 2 年内,必须使用有效的避孕方法。治疗期间应定期进行妊娠试验。在阿维 A 治疗期间或治疗后的 2 个月内,应避免饮用含乙醇的饮料,并忌酒。在服用阿维 A 前和治疗期间,应定期检查肝功能。若出现肝功能异常,应每周检查。若肝功能未恢复正常或进一步恶化,必须停止治疗,并继续监测肝功能至少 3 个月。对有脂代谢障碍、糖尿病、肥胖症、酒精中毒的高危患者和长期服用阿维 A 的患者,必须定期检查血清胆固醇和三酰甘油。对长期服用阿维 A 的患者,应定期检查有无骨异常。正在服用维 A 酸类药物治疗及停药后的 2 年内,患者不得献血。治疗期间,不应使用含维生素 A 的制剂或保健食品,应避免在阳光下过多暴露。

10.特殊人群用药

儿童用药的安全性和有效性尚未确立,本药仅用于患严重角化异常疾病,且无有效替代疗法的儿童患者。孕妇及哺乳期妇女及 2 年内有生育计划的妇女禁用。

参考文献

[1] 叶晓芬,金美玲.呼吸系统疾病药物治疗经典病例解析[M].上海:复旦大学出版社,2021.

[2] 张进华,刘茂柏.抗血栓药物治疗典型病例解析[M].北京:人民卫生出版社,2021.

[3] 齐晓涟,王长连.癫痫药物治疗的药学监护[M].北京:人民卫生出版社,2022.

[4] 董志强.药物综合治疗学[M].济南:山东大学出版社,2022.

[5] 王辰,姚树坤.精准医学:药物治疗纲要[M].北京:人民卫生出版社,2021.

[6] 徐珽.呼吸系统疾病合并常见慢性病治疗药物处方集[M].成都:四川大学出版社,2021.

[7] 王文萱.常用临床药物[M].北京:科学技术文献出版社,2020.

[8] 朱慧.实用医院药学[M].南昌:江西科学技术出版社,2020.

[9] 张茂清.现代药理学与药物治疗基础[M].长春:吉林科学技术出版社,2019.

[10] 季晖.药理学[M].南京:东南大学出版社,2019.

[11] 马振友,李斌,李元文.新编中西皮肤药物手册[M].郑州:河南科学技术出版社,2019.

[12] 王建行.药理学理论与实践[M].长春:吉林科学技术出版社,2019.

[13] 苟连平.心血管药物和药理学发展探究[M].北京:北京工业大学出版社,2020.

[14] 陈媛,郑云霞,李心红.药理作用和临床应用[M].长春:吉林科学技术出版社,2019.

[15] 王生寿.新编临床药理及药物应用[M].长春:吉林科学技术出版社,2019.

[16] 郎丰山.实用药物应用与临床[M].天津:天津科学技术出版社,2018.

[17] 葛洪.新编临床药物学[M].长春:吉林科学技术出版社,2018.

[18] 袁钟慧.药理学[M].太原:山西科学技术出版社,2020.

[19] 丁岩平.临床药理理论与实践[M].北京:北京科学技术文献出版社,2019.

[20] 刘韬.心血管疾病药理学分析[M].北京/西安:世界图书出版公司,2019.

[21] 杜宏梅.常用中西药的药理作用[M].长春:吉林科学技术出版社,2019.

[22] 白秋江.药物相互作用查询[M].北京:科学出版社,2020.

[23] 李玉峰.内科疾病药物合理联用处方[M].郑州:河南科学技术出版社,2020.

[24] 赵桂法.药物学临床诊疗常规[M].天津:天津科学技术出版社,2020.

[25] 陈小平.新药研究与开发技术[M].北京:化学工业出版社,2020.

[26] 胡正强,冷子花.药理学基础[M].天津:天津科学技术出版社,2020.

[27] 刘宝枚.临床药理与药物治疗应用[M].北京:科学技术文献出版社,2018.

[28] 于爱霞.护理药理[M].武汉:华中科技大学出版社,2018.

[29] 刘俊.临床实用药物新编[M].昆明:云南科技出版社,2018.

[30] 喻东山.精神科合理用药手册[M].南京:江苏凤凰科学技术出版社,2020.

[31] 庞国明.内分泌疾病临床用药指南[M].北京:科学出版社,2020.

[32] 何开琴.药理与药物临床治疗[M].长春:吉林科学技术出版社,2019.

[33] 黄锁义.药物化学理论前沿探究[M].长春:吉林大学出版社,2020.

[34] 丁秀芹.实用临床药物应用[M].北京:科学技术文献出版社,2020.

[35] 李娜,陆宇晗,于文华,等.阿片类药物引起呼吸抑制的危险因素及预防研究进展[J].中国疼痛医学杂志,2021,27(4):292-296.

[36] 陈鹏飞,牛燕召,兰立志,等.熊去氧胆酸联合促胃肠动力药治疗胆汁反流性胃炎患者的疗效及安全性分析[J].首都食品与医药,2020,27(24):74-75.

[37] 白锐,谢冰,丛斌,等.高频暴露催眠镇静药及阿片类镇痛药的流行病学特点[J].法医学杂志,2021,37(5):694-698.

[38] 陈鸿鹏,陈涵.新型口服抗凝药与静脉溶栓并非不可兼得[J].心电与循环,2022,41(2):209-210.

[39] 张玄娥,周尊海.从心血管结局看降糖药物治疗的新进展[J].中国全科医学,2021,24(18):2251-2259.

[40] 程军,汪龙,张冠军,等.磺脲类降糖药与抗菌药物潜在不良药物相互作用的处方分析[J].医药导报,2022,41(5):708-712.